LACTANCIA MATERNA

Manual para matronas

Teresa Senar Zuñiga (Matrona)
Iñaki López Armendariz (Matrón)

ÍNDICE

1. INTRODUCCIÓN

La lactancia materna es el alimento de elección para todos los recién nacidos. La Organización Mundial de la Salud (OMS) recomienda lactancia materna exclusiva (sin necesidad de tomar ningún suplemento) durante los primeros 6 meses de vida del lactante, como alimento principal hasta el primer año y complementaria hasta los dos años o más. No obstante, en el siglo XX la tasa de mujeres que amamantaban descendió por la introducción de las leches artificiales. Esto supone un importante problema de salud pública, ya que la lactancia materna se relaciona con múltiples beneficios tanto para la madre como para el lactante. Para hacer frente a esta situación la OMS y la UNICEF pusieron en marcha en 1991 un programa para la promoción de la lactancia materna, la Iniciativa Hospital Amigo de los Niños. Esta iniciativa se basaba en diez pasos para una lactancia materna exitosa:

1. Disponer de una política por escrito relativa a la lactancia natural que sistemáticamente se ponga en conocimiento de todo el personal sanitario.

2. Capacitar a todo el personal sanitario de forma que sea capaz de poner en práctica esta política.

3. Informar a todas las embarazadas de los beneficios de la lactancia materna y de la forma de ponerlo en práctica.

4. Ayudar a las madres a iniciar la lactancia en la primera media hora tras el parto.

5. Enseñar a las madres cómo se debe dar de mamar al niño y cómo mantener la lactancia incluso si han de separarse de sus hijos.

6. No dar a los recién nacidos nada más que leche materna, sin ningún otro alimento o bebida, a no ser que estén medicamente indicados.

7. Facilitar la cohabitación de madres y niños durante 24 horas al día.

8. Fomentar la lactancia natural cada vez que se solicite.

9. No dar a los niños alimentados al pecho chupetes ni tetinas.

10. Fomentar el establecimiento de grupos de apoyo a la lactancia y facilitar que las madres se pongan en contacto a la salida del hospital.

Los recién nacidos alimentados con leche materna tienen menor riesgo de tener intolerancias alimentarias, cólico del lactante, estreñimiento, infecciones y alergias. Son niños que tienen un mejor desarrollo intelectual. Si al introducir los cereales con gluten el lactante toma leche materna tiene menor riesgo de desarrollar enfermedad celíaca. A largo plazo estos niños tendrán menos riesgo de desarrollar obesidad o diabetes.

Las mujeres que amamantan tienen una recuperación postparto más rápida (mejor involución uterina, pérdida de peso y menor riesgo de tener anemia por sangrados más escasos). Mejora la autoestima materna reduciendo las depresiones postparto. A largo plazo estas mujeres tendrán menos riesgo de padecer cáncer de mama y ovario, menor tasa de fracturas postmenopáusicas y menor riesgo de desarrollar diabetes mellitus tipo II.

La lactancia materna también sirve para espaciar los embarazos, es el denominado Método de la Lactancia Materna (MELA). Los picos de prolactina que se producen en el cuerpo de la mujer cuando el lactante mama pueden inhibir la ovulación, y por tanto evitar embarazos. En los primeros 6 meses postparto si la mujer está en amenorrea, la frecuencia de las tomas durante el día es como máximo de 4 horas y por la noche cada 6 horas, el riesgo de tener un embarazo es del 2% (Índice de Pearl 2%).

2. ANATOMÍA Y FISIOLOGÍA DE LA MAMA

Las mamas son la característica principal que define a los mamíferos. Las mamas son glándulas sudoríparas apocrinas especializadas que tienen capacidad de producir leche y están influenciadas por las hormonas. La glándula mamaria se desarrolla a partir del ectodermo. Entre las semanas 5 y 7 de desarrollo embrionario ya existe el primordio mamario, y en la semana 20 se desarrollarán los conductos lactíferos.

Las mamas están situadas en la cara anterior de la pared torácica a ambos lados del esternón. La mama está compuesta por tejido graso, tejido glandular y tejido conectivo. Están situadas entre la segunda costilla y sexto espacio intercostal, sujetas por los ligamento de Cooper al pectoral mayor. El tamaño de las mamas es muy variable de una mujer a otra, pero el diámetro oscila entre 10 y 12 cm, con un espesor de 5-7 cm. El peso de la mama no lactante varía entre 150 y 225g, en la mujer lactante puede aumentar hasta 500g.

Cada mama contiene entre 15 y 20 lóbulos. Los lóbulos están compuestos por 20-40 lobulillos, que son un conjunto de alveolos agrupados (entre 10 y 100). La unidad funcional de la glándula mamaria son lo alveolos, encargados de la producción láctea a través de las células glandulares epiteliales. La leche se drena a los conductos galactóforos. A la altura del pezón los conductos se dilatan formando los senos galactóforos que drenan al exterior (entre 8 y 10). En la areola, las glándulas sudoríparas y los tubérculos de Montgomery, segregan una sustancia que lubrica y protege el pezón.

Entre el 5º y 6º mes de gestación comienza la producción láctea en la glándula mamaria, es la lactogénesis I. En está fase se sintetiza leche en pequeñas cantidades, ya que está bloqueada por las hormonas placentarias. Tras el parto la disminución de la producción de progesterona y lactógeno placentario hará posible que la prolactina sintetice mayores cantidades de leche, dando comienzo a la lactogénesis II o "subida de la leche". Ocurre entorno al 2º y 3º día postparto. La mujer notará las mamas llenas, calientes y dolorosas. En mujeres obesas o diabéticas puede haber un retraso en la subida de la leche. La retención de restos placentarios, por la presencia de hormonas placentarias, puede inhibir la lactogénesis II. De igual modo, los partos difíciles o el estrés también podrán provocar un retraso en la subida de la leche.

El proceso por el cual se mantiene la secreción láctea es la galactopoyesis y dependerá de la succión del lactante, la cual estimulará la secreción de prolactina y posterior producción de leche. Durante los 2 primeros meses la prolactina está por encima de cifras basales, pero a partir de entonces comenzará de depender sobretodo de la succión del pezón y el vaciamiento de la mama más que de la hormona. Así pues un establecimiento correcto de la lactancia durante estas primeras semanas asegurará una producción mayor de receptores celulares en los lactocitos que produzcan una cantidad de leche adecuada cuando las cifras de prolactina decaigan en las semanas siguientes. Es por ello, que las tomas frecuentes y naturales en las primeras semanas de vida son tan importantes.

La leche materna no es un fluido uniforme, sino una secreción de composición variable y compleja, con propiedades nutritivas y funcionales. Varía de una mujer a otra, varía a lo largo de la lactancia, a lo largo del día y de la toma.

La secreción de prolactina tiene un ritmo circadiano que se incrementa durante el sueño. La leche se produce de forma continua quedando almacenada en los alveolos y conductos, la cantidad dependerá de la eficacia y frecuencia del vaciado de las mamas. La composición de la leche varía a lo largo de la toma, la leche con mayor contenido en grasa está al final de la toma (va aumentando a medida que la mama se vacía).

Si las mamas no son vaciadas correctamente el Factor de Inhibición de la Lactancia, mediante un mecanismo de retroalimentación negativa, inhibirá la producción láctea. La eyección láctea es un proceso neuroendocrino mediado por la oxitocina. La oxitocina provocará una contracción mioepitelial y la consiguiente salida de la leche. La secreción de oxitocina se produce por estimulación del pezón, succión o en respuesta a estímulos relacionados con el lactante (escuchar el llanto del bebé o verlo). El estrés puede bloquear el reflejo de eyección de la oxitocina. La eyección láctea puede provocar pinchazos en el pecho, hormigueo y goteo de leche. Hay mujeres en las que no se producirá ningún síntoma.

La producción láctea es regulada por la succión del lactante y se va adaptando a sus necesidades. Así, si el lactante mama más, la producción láctea aumentará y si mama menos disminuirá. El contacto precoz piel con piel tras el parto y el inicio espontáneo del amamantamiento en la primera hora de vida del lactante está relacionado con mayores tasas de éxito. Las tomas frecuentes los primeros días ayudan a una correcta instauración de la lactancia materna.

3. COMPOSICIÓN DE LA LECHE HUMANA

Los primeros días tras el parto la secreción láctea se denomina calostro. Se produce una cantidad entre 2 y 20 ml por toma, suficiente para alimentar al recién nacido, expulsar el meconio, evitar la sobrecarga renal y la hiperbilirrubinemia. El calostro contiene inmunoglobulinas que tapizan el endotelio digestivo, evitando la colonización por microorganismos patógenos. También contiene lactoferrina y lisozimas, con escasa cantidad de caseína, lactosa, potasio, citrato y fósforo. Son más abundantes las proteínas que los lípidos. Tiene un color amarillento.

Desde el 4º al 15º día se segrega la leche de transición, con características intermedias entre el calostro y la leche madura. Contiene gran cantidad de lípidos, caseína, α-lactoglobulina, lactosa, glucosa, calcio y fósforo, y menor cantidad de inmunoglobulina A y lactoferrina.

A partir del 15º día se produce la leche madura. La leche madura va variando su composición para poder adaptarse a las necesidades del lactante según va creciendo. La cantidad de lípidos disminuye en el primer y segundo mes, las proteínas descienden entre el primer y sexto mes, y el calcio es menor entre el cuarto y el sexto mes. La cantidad de leche dependerá del vaciado de las mamas, durante los primeros 6 meses pueden producirse entre 600 y 900 ml de leche al día.

La leche materna contiene grasas, hidratos de carbono, proteínas, vitaminas, minerales, células y microorganismos. Las grasas o lípidos son el componente más abundante de la leche materna. Aportan el 50% de las necesidades calóricas que precisa el lactante. Su contenido es de unos 2g por 100 ml en el calostro, y entre 4 y 4,5g en la leche madura. A medida que la toma avanza la concentración de grasa de la leche aumenta. La toma de la mañana es la que más grasa aporta. Están presentes los triglicéridos (ayudan a la formación de heces blandas), el colesterol y los ácidos grasos poliinsaturados de cadena larga (el ácido oleico y linoleico, y a partir de éste el ácido araquidónico y docosahexaenoico o DHA, que intervienen en el desarrollo cerebral y de la retina).

Los hidratos de carbono son el segundo componente en cantidad de la leche materna. La lactosa es el principal hidrato de carbono, y facilita la colonización de Lactobacillus bífidos en el intestino. Los oligosacáridos protegen frente a enfermedades intestinales, actúan como prebióticos y favorecen el desarrollo de la flora intestinal. Son más abundantes en el calostro que en la leche madura. También tienen un efecto trófico sobre la mucosa intestinal, favoreciendo la absorción de calcio y aportando energía.

Las proteínas aportan el 8% de las calorías. Su cantidad es mayor en el calostro (2.3g/ml) y desciende a 1g/100ml en la leche madura. Las proteínas presentes en la leche materna son la urea, la caseína y las seroproteínas. La urea ayuda en el metabolismo energético y facilita el crecimiento de la flora intestinal bifidógena. La caseína facilita la absorción intestinal del calcio y el fósforo. Las seroproteínas están formadas por la lactoferrina (facilita la captación de hierro por las células intestinales y tiene actividad citotóxica y antibacteriana), inmunoglobulinas A (transfiere al lactante la inmunidad de la madre frente a algunos patógenos), lisozimas (con actividad antibacteriana), factores intestinales (como la motilina y neurotensina, que favorecen el desarrollo del tracto digestivo), aminoácidos libres (taurina y glutamina, que favorecen el crecimiento intestinal y de los enterocitos), cortisol, insulina y hormonas tiroideas. La proporción de seroproteínas y caseína (60/40) favorece la digestión y la absorción de la leche.

La leche materna también contiene vitaminas y minerales. No obstante, se recomienda la administración de vitamina K en las primeras horas de vida al lactante y la vitamina D durante el primer año de vida, ya que su concentración en la leche materna es baja. Además, si la madre es vegetariana estricta, el lactante o la madre tendrán que tomar un suplemento de vitamina B12.

La concentración de minerales en la leche materna es la ideal para su correcta absorción. Así, aunque la cantidad de hierro sea baja su gran biodisponibilidad permite que los niños alimentados con leche materna de forma exclusiva no precisen suplemento del mismo.

Las células que integran la leche materna son los macrófagos, neutrófilos y linfocitos, ayudando a la inmunidad del lactante.

Y para finalizar, la leche materna también contiene microorganismos (por tanto, no es estéril). Están presentes los lactobacilos, estafilococos, estreptococos y otras bacterias grampositivas y gramnegativas. Proceden del intestino materno a través de la circulación enteromamária. Favorecen el desarrollo de la flora intestinal del recién nacido.

El sabor de la leche materna va cambiando, de más dulce al comienzo de la toma por la mayor presencia de lactosa, a más salado a medida que avanza la toma por la mayor presencia de cloratos. La alimentación de la madre también hará que el sabor de la leche cambie, ayudando al lactante a asimilar mejor la alimentación complementaria.

El color de la leche también va variando a lo largo de la toma. Al inicio de la toma, por la mayor cantidad de componentes hidrosolubles el color es como el agua de coco. A mitad de la toma el color es blanco opaco por el aumento en la cantidad de micelas de la caseína. Y al final de la toma el color de la leche suele ser amarillento por la mayor cantidad de grasa.

4. EVALUACIÓN Y OBSERVACIÓN DE UNA TOMA

Para que la lactancia transcurra sin problemas es primordial que el agarre del lactante al pecho sea el adecuado. La mayor parte de los problemas en la lactancia están relacionados con un mal agarre al pecho o una mala posición. Una técnica correcta evitará la aparición de grietas y favorecerá el vaciado adecuado de las mamas, lo que a su vez procurará una producción láctea adecuada. Para favorecer un agarre correcto es recomendable que la primera toma tras el parto se produzca de forma espontánea durante el contacto piel con piel, que sea el recién nacido el que comience la toma. La primera toma si se realizada durante las primera hora de vida del lactante ayudará a iniciar la lactogénesis II más precozmente.

A la hora de valorar una toma es importante dejar primero a la madre hacerlo sola para poder detectar posibles problemas, y posteriormente intervenir. Si la lactancia está transcurriendo sin problemas (correcta subida de la leche, sin dolor en las tomas, sin grietas, mamas que se vacían correctamente, lactante que gana bien peso) no sería recomendable realizar intervención alguna.

Antes de iniciar la toma, si las mamas están muy duras es conveniente realizar una presión inversa suavizante (presionar con la yema de los dedos la areola en dirección a las costillas durante unos minutos), con la que se consigue rebajar la tensión de la areola para que el lactante pueda agarrar mejor la mama. Si las mamas están muy cargadas y duras podría ser beneficioso poner calor y realizar un masaje en círculos y en dirección al pezón. En todos los casos se recomienda realizar una estimulación previa del pezón para facilitar el agarre.

La leche materna pasa al lactante por una combinación entre el reflejo de eyección y el vaciado activo por parte del lactante. La lengua del bebé a través de unos movimientos ondulatorios "ordeña" los senos lactíferos, que es donde se almacena la leche. Para que este movimiento de la lengua pueda realizarse de forma eficaz el lactante debe estar correctamente colocado al pecho.

La madre debe adoptar una postura cómoda y relajada. El lactante tiene que ser colocado con el cuerpo enfrentado a la madre, bien pegado, y con la cabeza alineada con en cuerpo. Hay que presentar el pezón previamente estimulado a la altura del labio superior o nariz, de tal forma que cuando el lactante agarre el pecho realice una hiperextensión del cuello. El roce del pezón en los labios provocará el reflejo de búsqueda en el bebé (abre la boca y busca el pezón). Todo el pezón y parte de la areola tienen que quedar dentro de la boca del lactante, con los labios evertidos, barbilla pegada al pecho y mejillas llenas. Es conveniente que la cabeza del bebé continúe la dirección del pecho materno para facilitar el drenaje de la mama.

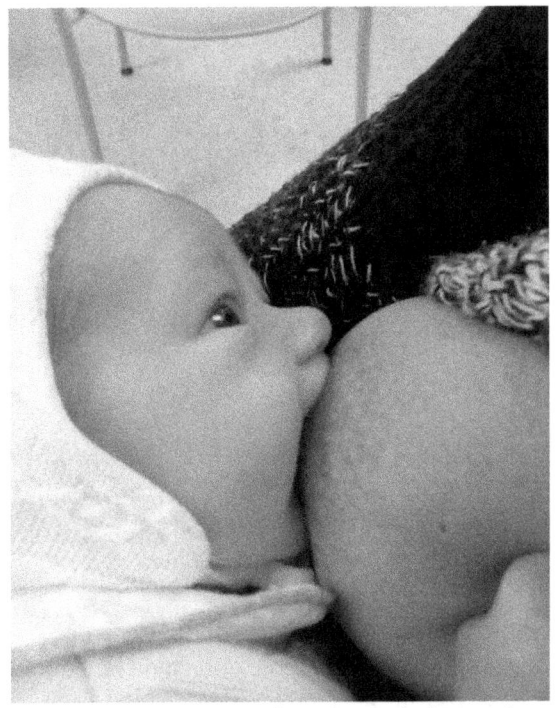

Agarre correcto: pezón y parte de la areola
dentro de la boca, barbilla pegada al pecho y mejillas
llenas.

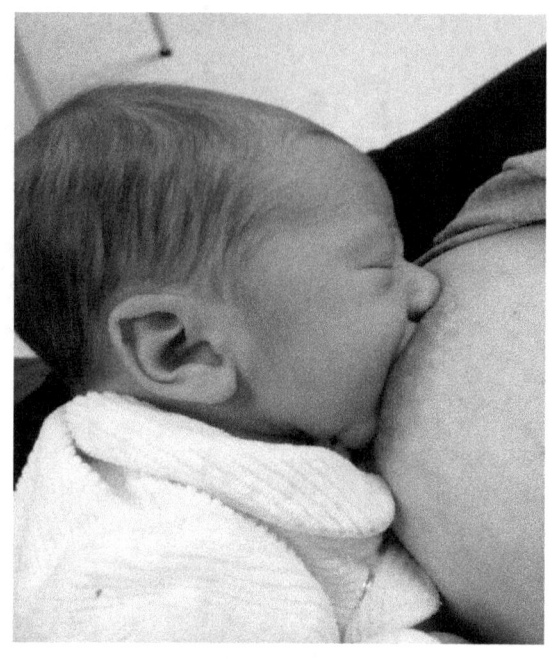

Agarre deficiente: la apertura de la boca no es suficiente, se ve mucha areola debajo de la mandíbula, el pezón sale chafado y tiene grietas.

Para que el agarre sea correcto es imprescindible que el lactante abra bien la boca. Hay situaciones que hacen que el bebé no pueda abrir bien la boca los primeros días, como pueden ser los expulsivos prolongados y difíciles o la presencia de una circular prieta en el parto. Estas situaciones pueden provocar alguna contractura en el lactante que imposibilite la apertura adecuada de la boca. Se suele solucionar espontáneamente con el paso de los días o con la Terapia Craneosacral realizada por un especialista. Otras situaciones, como la anquiloglosia pueden también dificultar el agarre.

Cuando el lactante se agarra bien al pecho el pezón queda en el paladar blando. Si el pezón es aplastado entre el paladar duro y la lengua producirá dolor, grietas y el pezón tras las tomas se quedará chafado. Es preferible no dar tetinas o chupetes hasta que la lactancia esté bien instaurada para no crear confusión en el agarre. Si es posible, hay que ofrecer el pecho antes de que comience a llorar, ya que el llanto es un signo tardío de hambre y dificulta el agarre.

Existen diferentes posturas para dar de mamar. No existe una postura perfecta, cada una de las posturas puede ser útil en algún momento. La posición más habitual para amamantar es la sentada. Es recomendable que la mujer tenga la espalda y los pies bien apoyados. Puede ser necesario utilizar un cojín para elevar al lactante y así evitar cargar con todo el peso. Con la madre sentada se podrá colocar al bebé al pecho en la forma tradicional o "de cuna", en posición invertida o de balón de rugby o con el niño sentado a horcajadas sobre una pierna. La posición de rugby será ideal para amamantar a gemelos, pudiendo colocarlos a la vez al pecho a la vez.

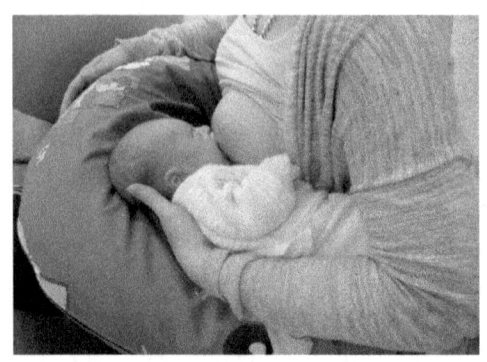

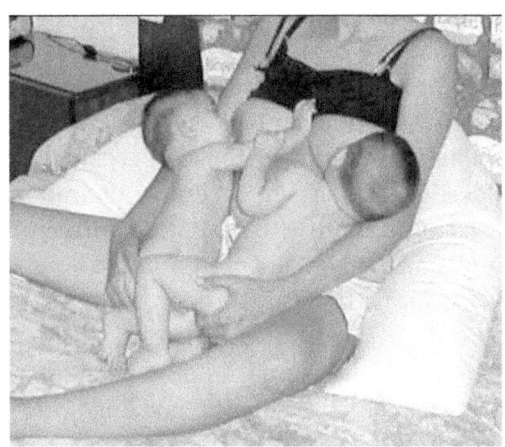

Recostada en la cama con gemelos

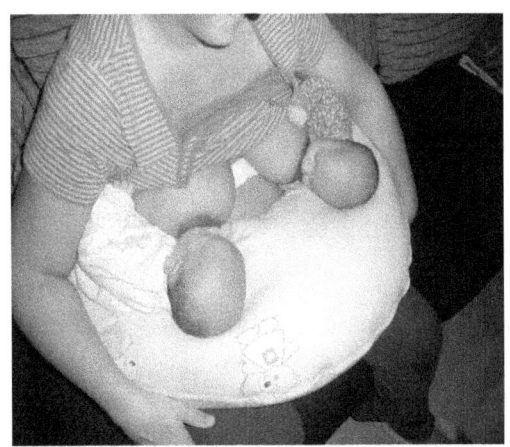

Rugby con gemelos sentada en el sofá

La posición de tumbada puede realizarse con la madre en decúbito supino o de lateral. El decúbito supino en las primeras horas de vida del recién nacido favorecerá el agarre espontáneo al pecho.

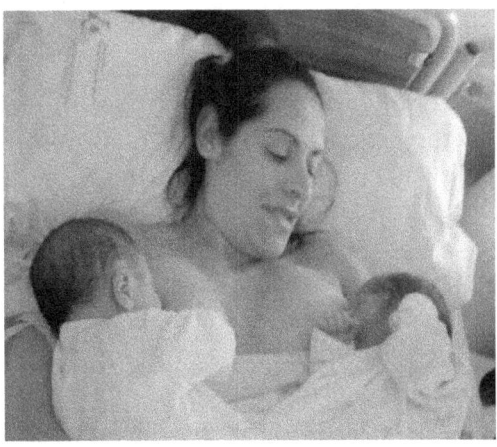

El decúbito lateral es ideal para las tomas nocturnas ya que favorece el descanso materno. Hay que colocar al bebé también de lateral enfrentado a la madre con el pezón a la altura del labio superior o nariz. Es conveniente que la madre apoye la cabeza sobre una almohada, que el brazo que queda debajo quede elevado y que con el otro brazo acerque al bebé al pecho. Puede ser útil colocarse una almohada entre las piernas.

La zona de la mama que más se vacía es la que está la mandíbula. Por ejemplo, en la posición sentada tradicional la zona que más se vaciará será el cuadrante inferior interno de la mama. En cambio, en la posición de rugby se favorecerá el vaciado de la zona externa de la mama. Este aspecto es de especial interés cuando existe algún nódulo o retención de leche para poder realizar un vaciado correcto.

La lactancia materna es una alimentación a demanda, siempre que el bebé quiera y todo lo que quiera. Durante las primeras semanas suelen realizarse entre 8 y 12 tomas al día. El primer y segundo día tras el parto el recién nacido tiende a pedir menos frecuentemente y realiza largos periodos de sueño. En las primeras dos semanas o hasta que la lactancia materna se haya instaurado correctamente es recomendable ofrecer el pecho al recién nacido de forma frecuente evitando largas horas sin mamar. Esto se ve favorecido con la cohabitación de la madre y el niño durante las 24 horas del día.

Una vez que la lactancia esté bien instaurada habría que colocar al bebé al pecho cuando pidiera dejándole mamar lo que quisiera. No importa si solo toma de una mama o de las dos. Lo realmente importante es que tome la parte final de cada mama que es la que contiene más cantidad de grasa y le ayuda a saciarse. Los niños que solo toman la primera parte de la toma suelen estar intranquilos, puede que no aumenten bien de peso y que tengan más cólicos por el mayor contenido en lactosa de la primera parte de la toma. A su vez, si la mama no se vacía correctamente la producción láctea puede ser escasa para las necesidades de ese bebé. Por tanto, será conveniente esperar a que el lactante suelte el pecho de forma espontánea para dar por finalizada la toma. Si el bebé realiza tomas muy largas, si nunca suelta espontáneamente el pecho o pide mamar de forma constante puede que el agarre no sea el correcto y no consiga vaciar bien las mamas.

Si el agarre al pecho es adecuado la madre podrá observar una serie de indicadores:

- Boca bien abierta con el labio inferior muy por debajo de la areola y gran parte de la areola dentro de la boca del lactante.
- Labios evertidos y barbilla pegada al pecho.
- Los músculos de la mandíbula realizan movimientos rítmicos que se extienden hasta la oreja.
- Mejillas llenas.
- Al comienzo de la toma el ritmo de succión es rápido, y tras unos minutos el ritmo se vuelve lento y regular con movimientos profundos de mandíbula. Al comienzo de la toma las pausas son raras, pero conforme avanza la toma se hacen más frecuentes y duraderas.

- La madre escucha como el bebé traga, pero no se oyen chasquidos.
- El lactante suelta el pezón de forma espontánea.

También será necesario realizar un control de las deposiciones del lactante, la micción y el peso. Para la valoración del peso no es recomendable utilizar los mismos parámetros que se usan en los niños alimentados con leche artificial. Actualmente existen tablas que recogen los pesos de los bebés con alimentación natural. Los primeros días de vida es normal perder hasta el 10% del peso. El peso del nacimiento se recupera hacia el 7º - 10º día de vida.

Las deposiciones de un recién nacido al principio son oscuras y espesas, se denomina meconio. El meconio está compuesto por células y secreciones intestinales y hepáticas que se han ido acumulando en el intestino del feto durante el periodo gestacional. Entre las 24 y 72 horas de vida se van transformando en heces de transición, que darán lugar a las heces amarillas típicas de la lactancia (pueden variar de verde a amarillo). Los lactante con lactancia natural pueden defecar hasta en cada toma y la consistencia suele ser líquida-pastosa. Si el lactante tras el meconio no pasa a realizar heces amarillas podríamos pensar que la lactancia no está siendo adecuada.

La micción en las primeras 48 horas suele ser escasa y concentrada. A partir de ahí es importante ver como el bebé moja los pañales unas 8 veces al día.

El colecho facilita la instauración y mantenimiento de la lactancia materna. El colecho se define como compartir la cama con los padres durante los periodos de sueño, que puede ser de forma habitual o esporádica. Este contacto íntimo ofrece múltiples beneficios como son menor gasto energético, mejor termorregulación, mayor estabilidad cardiorrespiratoria y oxigenación, menores episodios de llanto, mayor producción de leche y mayor prevalencia y duración de la lactancia materna. Los niños que duermen con su madre se despiertan más a menudo y tienen fases de sueño más cortas lo que les protege frente a la muerte súbita del lactante. Para la madre supone no tener que levantarse por las noches y la posibilidad de conciliar el sueño fácilmente por la secreción de oxitocina que se produce en las tomas.

A pesar de ello hay diferentes instituciones que no recomiendan el colecho. En los últimos años han salido estudios que relacionan el colecho con la muerte súbita del lactante (SMSL). Desde la Iniciativa para la Humanización del a Asistencia al Nacimiento y la Lactancia (IHAN) han emitido comunicados en los que advierten que la evidencia disponible hasta la actualidad no permite relacionar el colecho con la muerte súbita. Muchos de estos estudios no son rigurosos, no tienen grupo control o no tienen en cuenta variables que podrían afectar al resultado del estudio. Por tanto, la IHAN recomienda respetar la decisión de los padres en materia de descanso nocturno. Existen factores conocidos que aumentan el riesgo de SMSL que los padres deberían conocer:

- Ausencia de lactancia materna exclusiva.

- Posición del bebé boca abajo durante el sueño.
- Consumo de tabaco por uno o ambos progenitores.
- Consumo de alcohol, drogas u otras sustancias que alteren la capacidad de respuesta de los progenitores.
- Colecho en superficies blandas y no planas (sofás o colchones blandos).
- Arropar excesivamente al bebé.
- Colecho con otras personas que no sean los padres (hermanos incluidos).
- Uso de almohadas, cojines o edredones.
- Obesidad mórbida de alguno de los progenitores.

En presencia de alguno de estos factores de riesgo se recomienda la cohabitación del bebé con los padres con la cuna cerca de la cama.

La crianza biológica descrita por Suzanne Colson pone de manifiesto la capacidad innata de la mujer para poder amamantar, sin necesidad de una enseñanza previa. El contacto físico y visual entre la madre y el hijo ayuda al inicio de la lactancia materna. Las posiciones biológicas (recostadas hacia atrás en diferentes grados) permiten el descanso materno no teniendo que sostener el peso del lactante y a su vez facilitan el contacto visual. La gravedad ayudará a que el bebé se agarre bien al pecho y la madre crea un nido protector con los brazos para su bebé. A su vez, refiere como los mecanismos de la crianza biológica no están relacionados con la cantidad de ropa, por lo que el contacto piel con piel no es imprescindible para conseguir un buen agarre.

A la hora de evaluar la lactancia materna es recomendable tener en cuenta una serie de ítems que desarrollamos a continuación:

SIGNOS DE LACTANCIA EXITOSA	SIGNOS DE POSIBLE DIFICULTAD
POSICIÓN DEL CUERPO:	
. Madre relajada y cómoda	. Hombros tensos, se inclina sobre el bebé
. Cuerpo del bebé cerca, de frente al pecho	. Cuerpo del bebé separado de la madre
. Cabeza y cuerpo del bebé alineados	. Cuello del bebé torcido
. (Nalgas del bebé apoyadas)	. (Sólo apoyados la cabeza y los hombros)
RESPUESTAS:	
. (El bebé busca el pecho)	. (No se observa búsqueda)
. El bebé explora el pecho con la lengua	. El bebé no se muestra interesado por el pecho
. Bebé tranquilo y alerta mientras mama	. Bebé inquieto o llorando
. El bebé permanece agarrado al pecho	. El bebé se suelta del pecho
. Signos de eyección de leche (chorros, entuertos)	. No hay signos de eyección de leche
VÍNCULO AFECTIVO:	
. Lo sostiene segura y confiadamente	. Lo sostiene nerviosamente y con

	torpeza
. La madre mira al bebé cara a cara	. La madre no mira al bebé a los ojos
. Mucho contacto con la madre	. Lo toca poco, no hay casi contacto físico
. La madre acaricia al bebé	. La madre lo sacude
ANATOMÍA:	
. Pechos blandos después de la toma	. Pechos ingurgitados (pletóricos)
. Pezones protáctiles	. Pezones planos o invertidos
. Piel de apariencia sana	. Piel roja o con fisuras
. Pechos redondeados mientras el bebé mama	. Pechos estirados o halados
SUCCIÓN:	
. Más areola sobre la boca del bebé	. Más areola por debajo de la boca del bebé
. Boca bien abierta	. Boca no bien abierta
. Labio inferior evertido	. Labio inferior invertido
. Mentón del bebé toca el pecho	. Mentón del bebé no toca el pecho
. Mejillas redondeadas	. Mejillas tensas o chupadas hacia dentro
. Mamadas lentas y profundas, a veces con pausas	. Solo mamadas rápidas
. Se puede ver u oír al bebé deglutiendo	. Se oye al bebé chasqueando
TIEMPO	
. El bebé suelta el pecho	. La madre retira al bebé

espontáneamente	del pecho

*Los signos entre paréntesis se refieren al recién nacido no ha bebés mayores.

5. ALIMENTACIÓN DE LA MADRE LACTANTE

La oxitocina estimula la producción de insulina que se encarga de que los nutrientes almacenados en el cuerpo de la madre estén a disposición de la glándula mamaria para proporcionar leche, lo que ayuda a la madre a mantener el apetito, acelerar la digestión y aumentar el almacenamiento de nutrientes para producir leche.

De esta manera y como regla general los aspectos generales de la alimentación de una mujer lactante no difieren de los de cualquier otra persona adulta y sana. La composición exacta de una alimentación saludable, equilibrada y variada depende de las necesidades de cada persona. Por ejemplo, de su edad, sexo, hábitos de vida, ejercicio físico, el contexto cultural, los alimentos disponibles localmente y los hábitos alimentarios. No obstante, los principios básicos de la alimentación saludable son siempre los mismos.

Una dieta ideal debería de ser capaz de mantener la salud del sujeto en todas sus etapas vitales. Hay casos, como durante la lactancia materna, en que los requerimientos nutricionales aumentan en cantidad y calidad, aunque parece ser que no tanto como se creía hace unos años.

En general se indica un incremento energético y de nutrientes de unas 500kcal/día a la cantidad recomendada para esa misma mujer fuera del amamantamiento. Es decir, para una dieta basal de 2000 kcal, unas 2500 kcal/día durante toda la lactancia. El requerimiento energético extra es casi de el doble que durante el 2º y 3er trimestre (200-300kcal/día), pero no es necesario que la mujer lactante se dedique a contar las calorías de la dieta, sino a alimentarse según las necesidad del momento a través de alimentos adecuados.

El 50% del valor energético debe ser aportado por los hidratos de carbono, el porcentaje de las grasas no debe superar el 30% y el resto será aportado por las proteínas. Por ello deberemos evitar los productos prefabricados y edulcorados, potenciando la comida fresca y casera.Como en cualquier otra persona sana, se recomienda el reparto energético a lo largo de las diferentes 6 tomas del día, de la siguiente forma: desayuno el 25% de la energía total diaria, 10% el almuerzo, 30% la comida, 10% la merienda, 20% la cena y 5% la recena.

En cuanto a la calidad de los alimentos, todas las organizaciones internacionales incluida la Organización Mundial de la Salud (OMS), recomiendan las siguientes pautas durante la lactancia:

- Comer a diario frutas, verduras, legumbres (lentejas, alubias, garbanzos, guisantes...), frutos secos y cereales integrales (maíz, mijo, avena, trigo o arroz integral no procesados).

- Proporcionar al menos 400 g (5 porciones) de frutas y hortalizas al día. Las patatas (papas), batatas (camote, boniato), la mandioca (yuca) y otros tubérculos feculentos no se consideran como frutas ni hortalizas.

- Limitar el consumo de azúcares libres a menos del 10% de la ingesta calórica total , que equivale a 50 gramos (o unas 12 cucharaditas rasas) en el caso de una persona con un peso saludable que consuma aproximadamente 2000 calorías al día, si bien para obtener mayores beneficios, se recomienda idealmente reducir su consumo a menos del 5% de la ingesta calórica total. Son los fabricantes, los cocineros o el propio consumidor quienes añaden a los alimentos la mayor parte de los azúcares libres. El azúcar libre también puede estar presente en el azúcar natural de la miel, los jarabes, y los zumos y concentrados de frutas, por ello se desaconseja su uso rutinario.

- Limitar el consumo de grasa al 30% de la ingesta calórica diaria. Las grasas no saturadas (presentes, por ejemplo, en el aceite de pescado, los aguacates, los frutos secos, o el aceite de girasol y oliva) son preferibles a las grasas saturadas (presentes, por ejemplo, en la carne grasa, la mantequilla, el aceite de palma y de coco, la nata, el queso y la manteca de cerdo). Las grasas industriales de tipo trans (presentes en los alimentos procesados, la comida rápida, los aperitivos, los alimentos fritos, las pizzas congeladas, los pasteles, las galletas, las margarinas y las pastas para untar) no forman parte de una dieta sana.

- Limitar el consumo de sal a menos de 5 gramos al día (aproximadamente una cucharadita de café) y consumir sal yodada.
- Asegurar el consumo de proteínas de alto valor biológico (a través de carnes magras, pescados, productos lácteos o huevos), unos 10-15 g/día sobre los requerimientos normales, debido al alto contenido proteico de la leche materna.
- En cuanto a las vitaminas, minerales y oligoelementos, en caso de presentar una dieta variada y equilibrada, solo se recomienda durante la lactancia materna la suplementación en la dieta materna del yodo, puesto que su presencia y absorción en nuestro entorno no cubre los requerimientos diarios necesarios para el lactante, pese a la yodación de las sales que se usan en la condimentación alimentaria. La suplementación recomendada de unos 200-300mcg diarios. En caso de mujeres vegetarianas estrictas (que no consumen carnes, pescados, derivados lácteos ni huevos), seria recomendable y valorable la suplementación de vitamina B12 durante el embarazo y la lactancia, porque sino el niño podría nacer enfermo o desarrollarla en la infancia (anemia megaloblástica). La vitamina B12 no la produce ningún animal ni planta, sino sólo bacterias, que tomamos con las carnes, pescados, huevos, o leche y derivados lácteos. Algunos cereales están enriquecidos con vitamina B12 y serian óptimos para estas madres. Las algas, el tofu, el tempeh o la jalea real no contienen vitamina B12. El hierro o el

calcio no es necesario suplementarlo porque su aporte a través de la dieta es suficiente, salvo en el caso de déficit previos o que aparezcan en el embarazo o lactancia.

La composición de la leche materna no dependerá de la alimentación materna, así que la consecuencia más directa de una alimentación incorrecta por parte de la madre durante la lactancia será para su propia salud, no para la de su hijo. Solo afecta la alimentación en algunos nutrientes de la leche, como la grasa y el contenido de yodo y acido pantoténico. Parte de la composición de la grasa de la leche materna depende de la alimentación de la madre, que tendrá más grasas insaturadas si toma aceites vegetales y pescados, o más grasas saturadas si abusa de carnes animales (siempre hasta un limite).

En general ningún alimento esta prohibido en la alimentación de la madre durante el amamantamiento, aunque según las diferentes culturas y países existe la creencia de que ciertos alimentos se deben evitar en esta etapa de la vida porque son perjudiciales para el niño.

Los últimos estudios de investigación han demostrado como muchos alimentos presentan diversas sustancias (moléculas pequeñas) saborizantes que impregnan todos los tejidos y fluidos maternos, así como la leche materna, lo cual no es restrictivo para su consumo durante el periodo de amamantamiento. Sobre todo si forma parte de nuestra alimentación habitual puesto que el niño ya ha podido degustar dichos sabores durante su estancia en el útero materno, a través del líquido amniótico, pudiendo privarle de esta manera, de un sabor agradable y apetecible para él. Algunas de estos compuestos de moléculas pequeñas que pueden llegar a la leche, se encuentras en aromas y sustancias amargas de ciertas verduras como:

-El sulfuro de alilo, en el ajo y la cebolla.
-Los isotiocianatos del azufre, en la coliflor.
-El aceite esencial de capsicina, en los pimientos.
-El aceite esencial de asparagina, en los espárragos.
-El aceite esencial de limonete senadulida, en el apio.

Además mantener una alimentación lo más parecida posible a la habitual en la madre, la familia y la cultura que va a vivir el recién nacido va a tener otros beneficios:

- Estimulación de sensaciones gustativas, mucho antes de empezar a tomar el alimento propiamente dicho, permitiendo la creación de preferencias por algunos de ellos, como etapa importante en si desarrollo sensorial y cognoscitivo.
- Preparación para el destete, dado que el niño comienza a saborear los placeres de los diferentes alimentos antes de que los pruebe, facilitando la adaptación de las papilas gustativas.
- Maduración del aparato digestivo: acostumbra al aparato digestivo a ingerir pequeñas cantidades de distintas sustancias a través de la

leche materna, favoreciendo la formación de diferentes enzimas que ayudaran en la digestión de esos alimentos cuando el niño los ingiera directamente.

A lo largo de los años se han propuesto gran cantidad de alimentos que la mujer lactante debe de tomar en su alimentación para producir más leche, pero sólo ha sido comprobado científicamente hasta ahora con uno: la cerveza. La creencia de que beber cerveza aumenta la producción láctea es cierta, pero el factor determinante para producir mas, será poner al bebe a succionar el pezón mas veces o tiempo (a demanda) porque es el único mecanismo por el que se produce leche en los mamíferos y más cuanto más succiona y se vacían las mamas. El efecto no depende del alcohol y no funciona con ninguna otra bebida alcohólica. Ningún alimento o bebida es imprescindible para producir leche.

La base fundamental de la leche materna es el agua por lo que la madre lactante debe asegurar una cantidad de agua suficiente para mantener su producción láctea. Todos los mamíferos tenemos mecanismos reguladores de la sed que nos indican la necesidad de agua necesaria a ingerir, así que ninguna cantidad en concreto es necesaria, sino la que nuestro cuerpo nos pida. El agua puede ser incorporada en forma de otros líquidos como pueden ser infusiones, sopas, caldos, zumos... siempre que no contengan alcohol.

Una de las ventajas de la lactancia materna es la perdida de peso mayor durante este periodo, siempre y cuando se tenga una dieta equilibrada. Parte de la grasa acumulada durante el embarazo se pierde en los meses posteriores pero esta perdida de peso es a partir de los 3 meses del parto y si no viene acompañada de una alimentación adecuada puede incluso ganarse peso. Será una pérdida gradual y pequeña, por lo que si se engorda mucho en el embarazo, además del control dietético habrá que realizar ejercicio físico para quemar grasa y no perder musculatura. La pérdida de peso elevada no altera la calidad ni la cantidad de la leche materna, pero puede llevar a la madre a enfermar.

6. PROBLEMAS DURANTE LA LACTANCIA MATERNA

Hoy en día puede haber varios factores que hacen que las mujeres lactantes puedan tener problemas durante su periodo de lactancia. Sin lugar a dudas uno de los principales factores, es la falta de experiencia social de los congéneres, acontecida en las últimas décadas. La individualización de la vida personal y familiar ha dejado a muchas mujeres sin referentes y apoyos en el campo de la lactancia materna antes de llegar a ella. Unido a la falta de apoyo profesional sanitario existente durante años, ha provocado que muchas mujeres y niñ@s se hayan visto privados de esta experiencia tan singular y beneficiosa en nuestras vidas. A pesar de ser un acto natural y fisiológico, como arte que es, puede tener que recurrirse a la ayuda externa para poder establecer y conseguir una lactancia materna larga y satisfactoria. Como en toda vivencia humana, se presentan altibajos o dificultades que pueden dificultarla, pero que en muy pocos casos deberían de impedirla.

A continuación comentaremos algunos de los problemas que más típicamente se pueden presentar durante la lactancia y las posibles relaciones de ayuda para poder evitarlos o solucionarlos.

PEZONES PLANOS O INVERTIDOS

Antes se pensaba que los pezones planos o invertidos impedían la lactancia materna porque el niño debía prenderse a ellos. Se animaba a las madres a estimular sus pezones para que protuyésen y a realizar ejercicios específicos durante el embarazo para ello. Hoy en día se sabe que el lactante no debe engancharse al pezón, que le sirve como señal en el pecho del lugar por donde saldrá la leche, sino que debe engancharse bien a la areola. Por ello no son ni deberían de ser un problema para la lactancia materna, aunque los prejuicios pueden predisponer tanto a las mujeres que los tengan como a sus personas de apoyo (incluido los profesionales). Por tanto será fundamental trabajar este tema en las clases de preparación al parto y en las consultas de embarazo para evitarlo. Será el propio lactante con la succión repetida, el que hará que con las semanas acabe siendo más prominente, si bien tras el abandono de la lactancia pueden volver a su estado original. Las pezoneras de silicona tampoco se han demostrado como solución en estos casos porque pueden dificultar el agarre y succión correcta, además de dificultar la extracción de la leche y cansar más al RN. Por este mismo motivo, en prematuros o en casos concretos de niños de bajo peso, podrían usarse sin ser de primera elección. En el caso de su uso al comienzo de la lactancia, se aconseja su abandono progresivo conforme pasan los días.

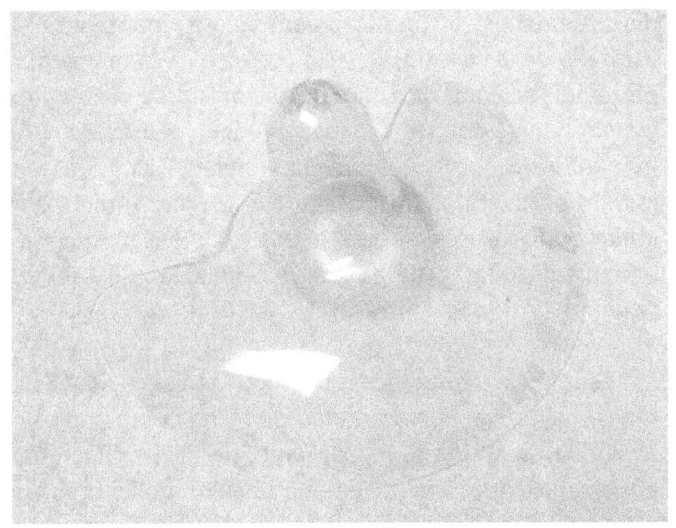

Pezonera de silicona

INGURGITACIÓN MAMARIA

Tras las primeras 24-72 horas de succión del recién nacido al pecho, estos pueden aparecer turgentes, aumentados y dolorosos en gran parte de la madres lactantes. Este proceso de ingurgitación que puede abarcar hasta la primera semana tras el parto, es conocido por muchas mujeres como "la subida de la leche". Realmente es un error esta denominación, que lleva habitualmente a otros errores típicos de la lactancia materna. No está producido por un aumento brusco de la leche en la madre ya que esta se produce progresivamente, sino por la reacción inflamatoria del tejido mamario encargado de la producción láctea ante una estimulación nueva y repentina. Por ello desaparece en pocas horas y sin embargo la producción de leche sigue subiendo más y más con el paso de los días, semanas y meses mientras se mantenga el estimulo de la succión. El vacío correcto de la mama por parte del recién nacido hará que se producta mas leche, y por el contrario haya menor sensación de ingurgitación. Así pues, muchas mujeres lactantes en los primeros días tras el parto no presentan esta inflamación brusca de las mamas y piensan que no tienen suficiente leche para el recién nacido cuando en realidad es todo lo contrario.

En resumen la ingurgitación mamaria no es resultado de tener mayor o menor cantidad de leche como si de un estanque se tratara, sino de la suma de dos factores importante que son la edematización de las células encargadas de la producción láctea y del incorrecto vaciado de la leche de los conductos galactóforos de las mamas que bloquea aún mas su vaciado.

Para combatir la edematización de los tejidos mamarios se puede usar el frío seco localmente a través de bolsas de guisantes congelados o geles fríos protegidos por un paño aplicados en las mamas entre las distintas tomas. Además y conjuntamente se debe aplicar calor húmedo local a través de compresas calientes o baños y duchas que facilitan el vaciamiento de la leche. La utilización de antiinflamatorios no esteroideos (AINES) tipo ibuprofeno durante algún día puede ayudar con la edematización inicial.

Para conseguir un vaciado correcto del pecho será necesario un correcto agarre y succión del recién nacido al pecho y evitar los horarios rígidos de las tomas, por lo que se recomienda una lactancia a demanda. Con los días se logrará un equilibrio entre la oferta de leche que produce el pecho y la demanda requerida por el bebe en cada momento durante su crecimiento. En algunas lactantes los primeros días y coincidente con esta ingurgitación brusca, conseguir un buen agarre de la areola puede ser dificultoso debido a la turgencia de la misma. Por ello sería conveniente la extracción de un poco de leche antes de la toma para ablandar la zona de la areola donde se tiene que agarrar el bebé.

La extracción de leche se puede realizar de forma manual, o con ayuda de extractores tanto manuales como eléctricos (se abordara su uso en capítulos posteriores). Pero en este caso, solo debería de limitarse a aliviar esa sensación de turgencia areolar porque si vaciamos la mama totalmente, produciremos más cantidad de leche en la próxima toma consiguiendo el efecto contrario al deseado. En ocasiones la inflamación en la areola es tal que impide la extracción de la leche mediante métodos de vacío (succión del bebé, extracción manual o extractores), produciendo mayor edema en la zona e impidiendo su extracción. Para ello existe la técnica de presión inversa. Consiste en ejercer una presión mantenida y firme durante unos minutos con las yemas de los dedos sobre la zona de la areola hacia el interior de la mama. Pasados unos minutos veremos la zona mas blanda y fácil para el agarre e incluso como la leche brota sin esfuerzo a través del pezón.

Pasadas unas horas o días esta ingurgitación desaparecerá y presentaremos la cantidad de leche necesaria en cada momento según la propia regulación del binomio pecho-hijo. Por ello se aconseja evitar la extracción por cualquiera de los métodos, en cuanto no sea necesario para aliviar esa ingurgitación inicial que aparece en algunas mujeres lactantes. En el caso de extraernos leche y si lo consideramos necesario podemos darle esa leche al bebe para no desperdiciarla, pero lo ideal sería hacerlo por medio de un vaso, cucharilla (como se explicará en un capitulo posterior), para no entorpecer la lactancia con tetinas de biberón.

DOLOR EN LOS PEZONES-GRIETAS

La lactancia materna no duele. Partiendo de esta premisa, el dolor es indicativo de que algo no va bien. Sí es verdad que las primeras succiones de cada toma son más vigorosas y que los primeros días que el pezón esta más sensible, puede molestar, pero nunca deberá ser dolor, y menos, si es continuo durante toda la toma. La causa más frecuente de dolor durante la toma es provocada por una mala posición al pecho.

Si el bebé solo coge el pezón y no lo hace correctamente (como hemos tratado en el capitulo 4), causará dolor a la madre que si lo interpreta como normal, y continúa con las tomas dolorosas, acabará provocándole una herida sangrante o grieta del pezón. La curación de una grieta es mucho más costosa y difícil que su prevención, puesto que los tejidos para sanar requieren dos requisitos que no se presentan en el pezón durante la lactancia: sequedad y ausencia de movimiento. Además un bebe que lleva días succionando incorrectamente puede hacer mas difícil que después aprenda un agarre correcto, además de presentar tomas más largas, con más gasto energético, y si es superado por la energía obtenida incluso perder peso y hacer extender muchos de los mitos de la lactancia materna ("leche aguada", leche insuficiente…). Incluso a veces las grietas pueden aparecer siendo asintomáticas, pero servir de vía de entrada para microorganismos de la piel y provocar una mastitis.

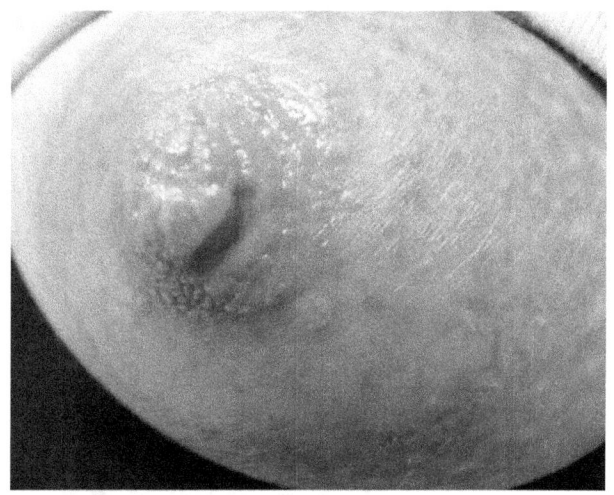

Grieta asintomática a los 15 días del parto

El objetivo será conseguir que la toma no sea dolorosa cuanto antes, y con el tiempo que la grieta cure, aunque puede llevar días. Tras las tomas deberemos propiciar el ambiente más seco posible en el pezón para que la grieta cure sola. Suele recomendarse la extensión de una gota de leche en el pezón y airearlo lo máximo posible.

A veces si la mujer tiene abundante secreción de leche entre tomas, la sequedad del pezón estará dificultada, por lo que puede ser interesante el uso de conchas aireadoras, que permiten que la zona esté más seca y recoger para su posterior uso toda esa leche.

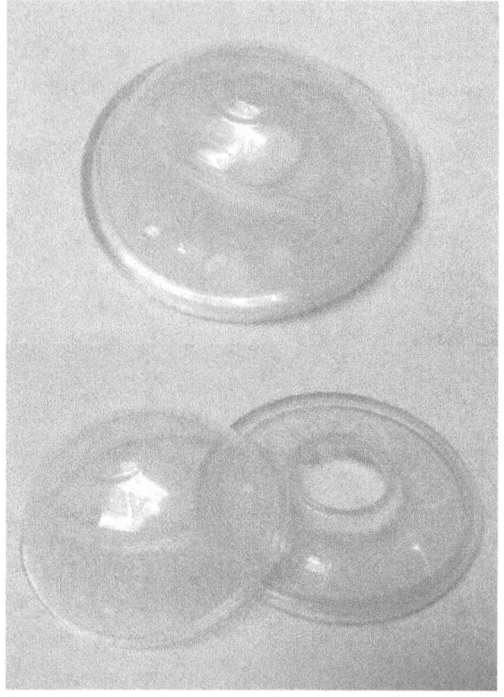

Conchas recolectoras-aireadoras del pezón

Los protectores o cubrepezones, aunque los hay de algodón incluso lavables, están fabricados en su mayoría con materiales plásticos que no transpiran y que facilitan la maceración del pezón y la infección de las posibles grietas y mastitis, por lo que se desaconseja su uso continuo. Se deben evitar especialmente en la cama durante el sueño nocturno, por el calor y humedad local que pueden provocar.

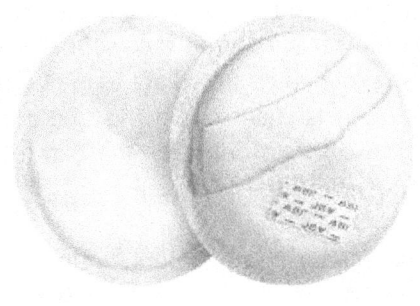

Protectores de pezón

Si el dolor no mejora pese a mejorar la posición de succión, se deberá investigar otras causas concomitantes, como puede ser una mastitis (lo trataremos mas adelante).

Las pomadas no están indicadas para la curación de las grietas, ya que curan por si solas en días si la posición se corrige.

Las pezoneras de silicona se recomiendan muchas veces en caso de grietas, pero no serian de elección, aunque en casos concretos podrían ayudar a la madre. La propia pezonera puede ser agente de roce sobre la zona de la grieta. Si la mejoría no es inmediata es mejor no usarlas, y si mejora, retirarla cuanto antes, ya que dificulta aun más la succión correcta del niño y la extracción de la leche es menos eficiente.

Un niño que mama correctamente durante meses y empieza a hacerlo mal de repente, puede deberse a la introducción de tetinas o chupetes que confunden a los bebés en su succión. Por ello no se aconseja el uso de tetinas o chupetes en niños lactantes, sino la lactancia a demanda.

ANQUILOGLOSIA O FRENILLO LINGUAL CORTO

La presencia de un frenillo lingual corto puede dificultar e incluso impide un correcto agarre succión en algunos niñ@s, lo que conllevará a la aparición de dolor con la succión, grietas y mastitis con mayor probabilidad. Además el niño realizará tomas más largas, escasas y por ende más frecuentes, presentará insuficiente ganancia ponderal, y la paciencia y autoestima de la madre se deteriorará con el consiguiente riesgo de acabar con una lactancia artificial.

Normalmente la lengua debe llegar a la encia y labio inferior e incluso superarlo para poder realizar correctamente el movimiento de ordeño en la areola materna, pero en estos niños no ocurre así. Por ello las encías del bebe quedan mas afuera, a la altura del pezón, mordiéndolo y causando una succión ineficaz para el bebe y dolor y grietas en la madre.

Una serie de características pueden facilitar su diagnostico a la exploración del bebe:

-La lengua no sale en punta sobre el labio inferior, parece como anclada en la base de la boca.

-Se puede observar la lengua con forma de corazón por la retracción que realiza el frenillo en la zona media de la lengua.

-Si se pasa un dedo por debajo de la lengua palpamos el frenillo que impide la protusión de la lengua.

Existen diferentes grados de frenillo lingual. Algunos son elásticos y solo limitan levemente el movimiento de la lengua con lo que puede que la lactancia no se vea impedida ni dificultada. Otros son auténticos tabiques fibrosos que impiden el movimiento libre de la lengua en el interior de la boca y que tendrán repercusión en otros aspectos de la vida (fonación y dentición). En estos casos la frenectomía será necesaria. La frenectomía es una pequeña intervención quirúrgica que consiste en cortar el frenillo lingual del bebé. Muchas veces y en los grados bajos se puede realizar en la misma consulta del pediatra sin anestesia. El niño puede y debe mamar nada mas realizar la intervención. La madre notará claramente la diferencia de dolor en la succión. En los casos graves la intervención se realiza en quirófano con una leve sedación del recién nacido durante escasos segundos. Acto seguido el recién nacido debe de mamar para facilitar la movilización de la lengua y evitar la cicatrización de esa herida en la misma posición. Se recomienda y enseña también durante unas semanas a los padres a realizar unos ejercicios con el dedo sobre la zona de inserción del frenillo para evitar su adherencia. La diferencia en la clínica de la madre es inmediata y clara.

A veces lo difícil es que el pediatra lo valore como necesario porque ha sido una intervención que en los últimos años se dejó de realizar y la falta de experiencia del profesional y la presencia de otra alternativa juzgada como buena por ello mismos (lactancia artificial), llevan al niño y a la madre a un peregrinaje, a veces infinito. Existen profesionales que a modo privado realizan consultas de valoración incluso por Internet, mediante fotos y emails.

-Dra. Irene Iglesias Rubio: mastratacuentos@yahoo.es
-Dr. José Briz Manzanares: padredejoseymiguel@hotmail.com

Muy raramente puede darse también la presencia de un frenillo del labio, tanto inferior como superior, que impida la eversión de los mismos a la posición adecuada en el agarre y succión.

CANDIDIASIS DEL PEZÓN

Las cándidas son unos de los hongos más frecuentes del ser humano. Está presente en la piel y mucosas del cuerpo humano (aparato digestivo, vagina…) de forma normal, en equilibrio con nuestras células defensivas sin causar patología. En ocasiones en las que nuestras defensas bajan, estos microorganismos proliferan, rompiendo el equilibrio establecido y dando la clínica consecuente a la localización. Es por ello que se denominan "microorganismos oportunistas".

El factor causal más común para su aparición es la toma reciente de antibiótico por parte del paciente, ya que la destrucción de los leucocitos o células defensivas, causará el desequilibrio propicio para su crecimiento. Otros factores que facilitan su crecimiento son la humedad, el calor en la zona afectada, el estrés en el huésped, presencia de enfermedades inmunodepresivas...

Alguna de las localizaciones más frecuentes de candidiasis en el binomio madre-bebé son:

-Muguet: de aparición típica en bebés, también aparece en pacientes inmunodeprimidos con deficiencias de cuidados higiénicos de la cavidad oral. Se caracteriza por placas blanquecinas irregulares que se distribuyen por la lengua, encías, paladar e interior de los labios. En los lactantes puede confundirse con restos de leche pero si con el raspado con una torunda o el dedo no desaparecen se trataría de cándidas.

-La candidiasis del pañal es diferentes que la escocedura del culito del bebe. Su lesión característica de la piel es diferente. Presenta una zona enrojecida, irregular y cuyos bordes están más enrojecidos que la lesión interior, y con cambio brusco de inflamación entre la zona límite de la lesión y la piel sana. A veces puede haber lesiones satélite cerca de la lesión principal que también presentarían estas características. También puede aparecer en personas mayores inmunodeprimidas usuarias de pañales, encamadas y con deficiencias en los cuidados higiénicos.

-Candidiasis del pezón: a veces pueden aparecer placas blanquecinas como en el muguet, enrojecimiento del pezón sin más, o en la mayoría de los casos pueden pasar sin cambios visuales en la piel del pezón. La principal característica que siempre han descrito las mujeres lactantes ha sido el dolor tipo punzadas durante la toma y tras la misma. El diagnostico ideal se realizaría a través de cultivos de leche, que en la mayoría de las comunidades no se realizan dentro de la seguridad social. Comúnmente se han tratado como un proceso de micosis, sabiéndose hoy en día que en la mayoría de los casos no están provocadas por cándidas sino por bacterias.

Si el bebe presenta muguet o lesiones en el culito que hacen pensar en candidiasis, trataremos a la mujer igualmente con antifúngico. La misma crema o gel de miconazol usado en la boca del bebé se puede usar en el pezón, y la mejoría será inmediata. Sino mejorara tras varios días con tratamiento antifúngico, es señal de que probablemente será una infección bacteriana.

Por el contrario, si como en la mayoría de los casos ocurre, el niño esta asintomático se deberá pensar directamente en una infección bacteriana o mastitis atípica que más adelante abordaremos su tratamiento.

SÍNDROME DE RAYNAUD DEL PEZÓN

El fenómeno de Raynaud es una alteración de lo circulación de la sangre en los pequeños capilares de las partes extremas del cuerpo. De aparición típica en mujeres sobretodo en dedos de pies y manos, orejas...también puede aparecer en el pezón. Muchas mujeres igual ya han tenido clínica en otras localizaciones, pero la mayoría lo presentarán por primera vez durante la lactancia. La clínica esta compuesta por dolor del pezón muy intenso durante la toma, después de la misma o incluso entre tomas, es decir, independiente de la ella. La corrección de la posición no mejora la sensación del dolor y no en todas las tomas aparece. Parece que el desencadenante principal es el frío y muchas mujeres manifiestan que les ocurre en tomas en la calle, o en zonas de corriente, o en situaciones de no amamantamiento en las que hace frío, pudiendo dar de mamar en otros momentos sin problemas. Fisiopatológicamente lo que ocurre es que los pequeños vasos sanguíneos de las zonas distales del cuerpo, en este caso los pezones, se contraen de manera espasmódica en presencia de frío, provocando vasoconstricción del pezón y provocando el dolor intenso. Por ello primero el pezón aparece blanco (isquemia) y seguidamente en unos segundos aparece azulado (cianosis), para finalmente pasar a estar rojo cuando se recupera la irrigación normal. Una vez que desaparece el desencadenante mejora independientemente de que se esté produciéndose una toma o no. El hecho de fumar empeora la intensidad del dolor por el efecto vasoconstrictor de la nicotina del tabaco.

Así pues, el tratamiento principal será conductual, intentando evitar las situaciones que lo desencadenan y eliminando el hábito tabáquico en las lactantes fumadoras. Si aun así no mejora, se pueden usar fármacos como el nifedipino que es un bloqueante selectivo del canal de calcio con efectos principalmente vasculares, que evita esa vasoconstricción arteriolar distal, si bien son tratamientos no exentos de efectos secundarios indeseables aunque en general no graves, como: dolores de cabeza, palpitaciones, mareos, estreñimiento...

PERLA DE LECHE O AMPOLLA BLANCA DEL PEZÓN

Aparece como un punto blanco en el pezón, liso, brillante, nacarado y del tamaño de la cabeza de un alfiler. Duele mucho durante la toma y se produce por obstrucción de unos de los conductos de salida de la leche por el pezón. A veces el bebé espontáneamente durante la succión puede liberarlo mejorando claramente la clínica, aunque en ocasiones las tomas son imposibles. El tratamiento en estos casos consiste en pincharla con una aguja estéril para liberar el taponamiento y facilitar la libre circulación de la leche de ese conducto. Se aconseja masaje del conducto afectado, durante la succión del bebe para su vaciamiento completo, porque si se produce una infección del conducto puede conducir a una mastitis aguda. No es extraño observar en algunos casos la salida de material lechoso retenido, en ocasiones purulento. En estos casos puede ser interesante la recomendación de uso de probióticos para mejorar las defensas de la madre. En algunos casos puede repetirse durante la lactancia llevando a una mastitis crónica (abordaremos el tratamiento coadyuvante más extensamente en este mismo capitulo más adelante).

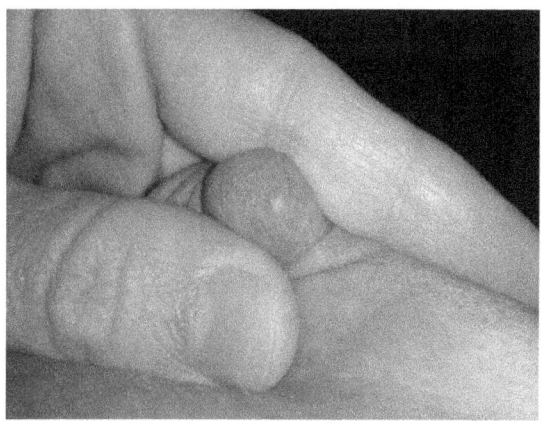

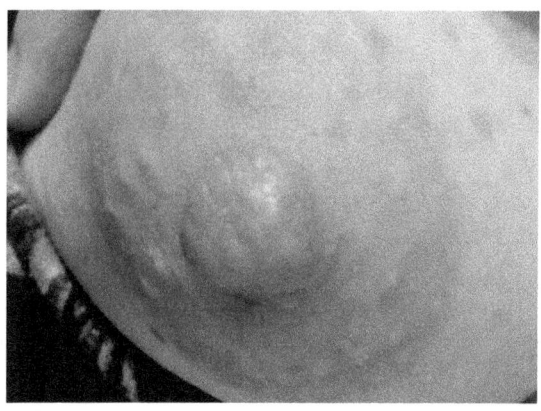

ECCEMA DEL PEZÓN

Al igual que en otras partes del cuerpo, puede aparecer en el pezón y durante la lactancia un eccema. La piel se presenta enrojecida, inflamada, y descamativa. Incluso pueden aparecer vesículas y lesiones de rascado. El tratamiento habitual suele ser con corticoides locales en forma de crema que no afectarían a la lactancia materna. Si es de tipo alérgico y la mujer ha presentado con anterioridad en otras partes del cuerpo deberemos de ver que cambios se han realizado desde la aparición del eccema en cuanto a cuidados: jabones, desodorantes, cremas que estamos aplicando... La eliminación de estos factores resolverá el problema en la mayoría de los casos. Si tras días de tratamiento y pese a todos los cuidados realizados, persistiese el eccema, se debería de consultar con el médico para estudio del caso a través de biopsias u otras pruebas.

MASTITIS

La mastitis es la inflamación aguda de uno o varios lóbulos de la glándula mamaria. Afecta hasta a un 33% de las mujeres lactantes. Tiene una elevada incidencia durante las 4 primeras semanas, concentrándose (75-95%) mayoritariamente en las 12-16 primeras semanas de la lactancia materna.

Clásicamente se clasificaban en mastitis infecciosas en las que había fiebre (>38ºC) y mastitis no infecciosas en las que no había fiebre, pero sí el resto de síntomas como zona ingurgitada, edematizada, enrojecida y caliente en una parte, sector o cordón de la mama lactante. Hoy en día cada vez está más claro que formaría parte de una misma entidad patológica en sus diferentes grados o estadiajes.

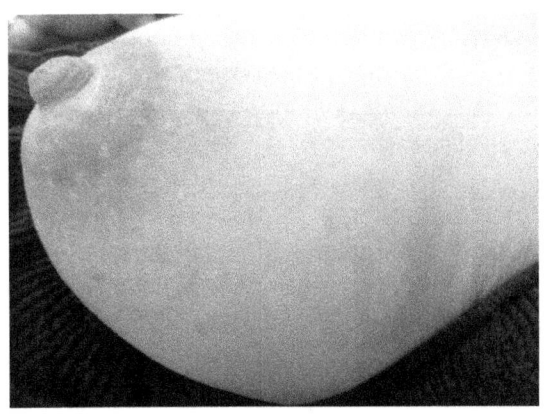

La mama como otros muchos tejidos humanos esta colonizada por flora normal o comensal y microorganismos patógenos. Por tanto la leche no es un fluido estéril. Normalmente si el sistema inmune de la mujer es competente, las bacterias defensivas (lactobacillus) controlan la cantidad de los microorganismos patógenos impidiendo su proliferación y evitando las infecciones del tejido mamario y la leche. Varios factores parecen estar implicados en el debilitamiento de las defensas en este periodo y propiciar la aparición de la mastitis. Algunos de estos factores son la inmunidad baja propia del embarazo, el uso de antibióticos al final del embarazo y el parto, la presencia de episodios de mastitis en embarazos previos, las dificultades para un vaciado eficaz de la mama, la presencia de heridas y/o grietas en el pezón…

Por ello, el trabajo preventivo evitando los factores predisponentes antes mencionados será fundamental para evitar su aparición: evitando el uso abusivo de antibióticos en el parto, facilitando un apoyo adecuado a la lactancia materna especialmente durante las primeras horas y días para conseguir un buen agarre y vaciado de la mama, evitando la aparición de heridas y grietas en el pezón...

Además se conoce en la actualidad cómo a través de la circulación enteromamaria, bacterias patógenas presentes en la flora intestinal de la madre pueden pasar a la sangre y de ahí a la leche materna provocando una alteración en el equilibrio defensivo.

Hoy en día las mastitis se clasifican en 3 tipos o entidades según sus diferentes características, y que pueden evolucionar de una a otra:

- Mastitis subclínicas: son aquellas que en muchas ocasiones durante años no han sido tratadas por no dar clínica de dolor y que pueden evolucionar hacia una mastitis típica o aguda, de peor y más dificultoso tratamiento y recuperación.
  Las características principales son:
  La **mujer** observa:
    -Zonas de induración en el interior del pecho
    -Disminución de la secreción de leche
    -La leche sale por 1-2 orificios y escurre/gotea

  El **niño** realiza tomas largas y/o frecuentes. Alternan momentos en los que están relajados con fases en las que hacen amamantamiento agresivo (tiran del pezón con movimientos característicos de cabeza).

La detección precoz sería importante e iría encaminada a facilitar y conseguir un agarre y succión correcto por parte del recién nacido y evitar así la aparición de grietas o soluciones de continuidad de la piel del pezón que sirvan de vía de entrada de microorganismos patógenos de la piel materna (estafilococo epidermidis, estreptococos...) que provoquen la mastitis aguda. Igualmente no abusar de los antibióticos en el parto evitaría la proliferación de bacterias patógenas en el aparato intestinal de la madre y que a través de la circulación enteromamaria aparezcan en la leche.

El tratamiento con probióticos (lactobacillus fermentum, salivarius, reuteri...) 3 veces al día durante una semana y después mantenimiento de 1 al día durante 1-2 meses puede ayudar a evitar su recidiva se está mostrando como una terapia adecuada según estudios recientes. La adicción de AINES durante unos días puede ayudar en la disminución de la ingurgitación mamaria.

- Mastitis subagudas: presenta la mismas características que las subclínicas, además de la presencia de dolor en el pecho (pinchazos, calambres, sensación de quemazón) durante la toma o posterior a ella.

  El tratamiento aconsejado sería igual que en mastitis subclínica, es decir a través de probióticos. También se recomiendan el uso durante unos días AINES para evitar el edema y congestión mamaria. Además se debe insistir en el trabajo preventivo igualmente.

- Mastitis agudas: clásicamente llamada típica por su clínica característica y llamativa, consiste en la inflamación aguda de uno o varios lóbulos de la glándula mamaria. Se caracteriza por la aparición de:
  - Enrojecimiento y aumento del tamaño del pecho.
  - Zonas de endurecimiento de los tejidos (induración).
  - Dolor mamario en la zona afectada, incluso sin palpación.
  - Disminución de la secreción de leche.
  - Síntomas similares a la gripe (fiebre, dolores musculares, dolores articulares, escalofríos....).
  - Fiebre (>38ºC).
  - Abscesos.

Es una enfermedad con un elevado impacto económico, social y de salud pública. La mastalgia es la causa médica más frecuente del destete precoz. Sin embargo el tratamiento de una mastitis engloba también la continuación de la lactancia materna, ya que es primordial el vaciamiento correcto de esa parte de la mama afectada. El niño siempre es el mejor extractor de leche, por lo que nunca debe de desaconsejarse la lactancia materna. La mayoría de tratamientos antibióticos utilizados para las mastitis son compatibles con la lactancia. En el cuadro que se adjunta a continuación se recogen los tratamientos antibióticos aconsejados en la actualidad.

Tipo	Principales agentes etiológicos	Sintomatología[1]	Tratamiento[2]
Agudas[3]	• Staphylococcus aureus	• Enrojecimiento, aumento de tamaño del pecho • Zonas de induración • Disminución de la secreción de leche • Síntomas similares a la gripe (fiebre, dolores musculares, dolores articulares, escalofríos...) • Abscesos	• Antibiótico: – Amoxicilina/ácido clavulánico (1.000/62,5 mg, cada 8-12 h durante 7-10 días) – Cloxacilina – Cefalosporinas • Antiinflamatorios: – Alternar paracetamol e ibuprofeno, 600 mg 2-4 veces/día
Subagudas[4]	• Staphylococcus epidermidis • Streptococcus mitis • Streptococcus salivarius • Rothia spp. • Corynebacterium spp.	• Dolor en el pecho (pinchazos, calambres, sensación de quemazón) • Zonas de induración en el interior del pecho • Disminución en la secreción de leche • La leche sale por 1-2 orificios y escurre/gotea • Niños: tomas largas y/o frecuentes • Alternan momentos en los que están relajados con fases en las que hacen un amamantamiento agresivo (tiran del pezón, movimientos característicos de cabeza)	• Probióticos (1 × 10⁹ ufc, 3 veces al día): – Lactobacillus salivarius – Lactobacillus fermentum – Lactobacillus reuteri • Otras especies de Lactobacillus (de venta en farmacias) • Antibióticos (en caso de ser ineficaz el tratamiento con probióticos): – Ciprofloxacino (750 mg, cada 12 h durante 7-10 días) – Cotrimoxazol • Antiinflamatorios: ibuprofeno 600 mg, 2-4 veces/día
Subclínicas	• Staphylococcus epidermidis • Streptococcus mitis • Streptococcus salivarius • Rothia spp.	• Ausencia de dolor • Resto similar al de las subagudas	• Probióticos (1 × 10⁹ ufc, 3 veces al día): – Lactobacillus salivarius – Lactobacillus fermentum – Lactobacillus reuteri • Otras especies de Lactobacillus (de venta en farmacias)

[1]Todos los tipos de mastitis pueden cursar con presencia o ausencia de grietas. [2]Siempre es conveniente realizar un cultivo y un antibiograma, por si las cepas causantes de la mastitis fuesen resistentes a los antibióticos propuestos. [3]El tratamiento de las mastitis agudas con antibióticos puede conducir a una mastitis subaguda. [4]Las mastitis subagudas pueden evolucionar a mastitis crónicas o recurrentes.

Cada vez existe más evidencia científica que apoya el uso de probióticos como terapia alternativa a los antibióticos y no solo como coadyuvante en los diferentes tipos de mastitis. Los antibióticos debido a su alta utilización, a veces sin necesidad, se están mostrando ineficaces por si solos en algunas mastitis, debido a la creación de resistencias bacterianas y la formación de biofilms por parte de las bacterias patógenas.

El probiótico mas utilizado y comercializado en España es el lactobacillus fermemtum (Lactanza®) y sobre el que estudios recientes muestran su alta eficacia, e incluso superior a los antibióticos, en el tratamiento y en la mejoría de los primeros síntomas de los diferentes tipos de mastitis.

ABSCESO MAMARIO

Se produce cuando una mastitis no es tratada adecuadamente y evoluciona. La inflamación de la zona afectada produce una obstrucción del conducto, un éxtasis de la leche, con destrucción de los conductos galactóforos, salida de leche al tejido mamario provocando mayor irritación y destrucción de tejido, posible infección del mismo y formación de una colección de material purulento.

La incidencia de mastitis con absceso es muy baja, se presenta en el 0,4-0,5% de las lactantes y es causada mayoritariamente por *Staphylococcus aureus* meticilina-resistente.

El tratamiento en estos casos no suele responder ya al antibiótico y requiere de tratamiento quirúrgico, con drenado del material purulento y limpieza de tejido adyacente. En ocasiones requiere de la colocación de un drenaje para evitar el cierre en falso del tejido mamario. No sería motivo para abandonar la lactancia, aunque llegados a este punto muchas de estas mujeres abandonan. Mientras la zona del absceso no este cerca de la areola y el bebe pueda lactar, se aconseja hacerlo. En caso de no poder hacerlo de ese pecho, se podría seguir dando de mamar unos días del otro y extraer la leche con sacaleches del afectado hasta que cure la herida.

7. CONTRAINDICACIONES DE LA LACTANCIA MATERNA

A pesar de que no se pueden hacer estudios con mujeres embarazadas ni lactantes la mayoría de los fármacos empleados en el tratamiento de la mayoría de las enfermedades existentes son compatibles con la lactancia. Debido a la larga experiencia de su uso como único remedio para la enfermedad en cuestión, conjuntamente con la necesidad de alimentar al pecho que durante muchos años y todavía hoy en día en muchos lugares del mundo ha sido la única opción posible, se ha demostrado su inocuidad para el bebé amamantado.

La mayoría de las enfermedades más comunes en el mundo no son una contraindicación para la lactancia materna y tampoco sus tratamientos, pese a que muchos sanitarios continúan aconsejando su retirada cuando se presentan sin ninguna base científica y por el tan recurrido "por si acaso". A veces la madre puede estar impedida física o psíquicamente por la enfermedad o simplemente no tener deseo, debido al deterioro sufrido por la enfermedad, pero no por la enfermedad misma. En estos casos, la madre será quien deba decidir que hacer, no el sanitario.

ENFERMEDADES MATERNAS:

La anemia, el asma, las alergias, la epilepsia, la diabetes, la depresión, la HTA o enfermedades cardiacas no son enfermedades que contraindiquen la lactancia materna, e incluso algunas de ellas pueden mejorar gracias a ella, como el caso de la anemia o la diabetes.

Algunas contraindicaciones incluso vienen de la cultura popular y carecen de toda base científica: caries, miopía, empastes dentales...

La mayoría de la enfermedades infecciosas (gripe, catarro, neumonías, diarreas, infecciones urinarias...) no son contraindicación para la lactancia materna puesto que los microorganismos causantes no pasan a la leche materna. No así las defensas creadas por la madre durante su estado de enfermedad, beneficiando al lactante por inmunidad pasiva si se produce la lactación. Tampoco afectan a la cantidad ni calidad de la leche materna por lo que no esta justificado su prohibición. Tampoco los fármacos usados en sus tratamientos la contraindican.

La Hepatitis B no contraindica la lactancia materna y en caso de madre portadora, se debe vacunar al niño y administrar gammaglobulinas nada más nacer para prevenir la transmisión por contacto de la sangre materna y fetal. Por la leche no se transmite la hepatitis B.

La hepatitis C tampoco se transmite a través de la leche materna, ni siquiera con la presencia de grietas en los pezones. Pero si que es cierto que las mujeres con hepatitis C y VIH pueden trasmitir a sus hij@s a través de la leche la enfermedad. En este caso estaría contraindicado.

El **VIH o sida** es una de las enfermedades que contraindican la lactancia materna al menos en los países desarrollados. Se calcula que un 15% de niñ@s se pueden contagiar por el amamantamiento. Salvo que no existan alternativas adecuadas por falta de leches artificiales, agua potable…está contraindicada.

La evidencia científica hoy en día revela que la administración de antirretrovirales a la madre infectada por el VIH o al niño expuesto al virus puede reducir de forma significativa el riesgo de transmisión a través de la leche materna y también mejorar la salud de la madre. Esto permite que las madres infectadas amamanten a sus hijos con un bajo riesgo de transmisión (1-2%). Por lo tanto, las mujeres infectadas con el VIH y sus niños que viven en países en los que la diarrea, la neumonía y la malnutrición son todavía causas frecuentes de defunción de lactantes y niños pequeños, pueden aprovechar los beneficios de la lactancia materna con un riesgo mínimo de transmisión del VIH.

Desde 2010, la OMS ha recomendado que las madres infectadas con el VIH tomen medicamentos antirretrovirales y proporcionen lactancia materna exclusiva a sus lactantes durante seis meses, e introduzcan luego alimentos complementarios adecuados y continúen amamantando hasta el primer año del niñ@. La lactancia materna solo se deberá interrumpir una vez que se pueda suministrar una dieta nutricionalmente suficiente y segura sin leche materna. Incluso cuando los medicamentos antirretrovirales no estuvieran disponibles, se debería aconsejar a las madres que proporcionaran lactancia materna exclusiva durante seis meses, y luego siguieran amamantando a sus hijos, a menos que las circunstancias ambientales y sociales sean seguras y propicias para alimentarlos con leche artificial.

Tampoco deben lactar a sus hijos las madres que estén infectadas por el virus de la leucemia humana de células T **(HTLV tipo 1 ó 2)** ya que se ha demostrado, como con el VIH, su transmisión a través de la lactancia materna.

La tuberculosis no se transmite tampoco a través de la leche, salvo en el raro caso de tener una mastitis tuberculosa. La tuberculosis es una enfermedad principalmente de afectación respiratoria, por tanto, bien los niñ@ amamantados como los de biberón deberían aislarse de su madre o conjuntamente del resto de familiares, pero no estaría contraindicada la lactancia. Resto de localizaciones de la tuberculosis (óseas o renales), no diseminan el agente infeccioso mediante la leche materna.

El virus de la varicela-herpes zoster provoca ambas enfermedades. En la primoinfección se desarrolla la varicela, pasando el virus la placenta en el embarazo y provocando abortos y malformaciones graves si ocurre antes de la semana 20. Si el niñ@ se contagia por la madre desde 7 días antes del parto al primer mes de vida extrauterina(neonato) puede ser mortal, por lo que debe recibir inmunoglobulinas y conseguir su aislamiento junto a la madre para evitar la propagación, pero nunca contraindicar la lactancia materna. El herpes zoster se produce como recidiva del virus de la varicela e indica inmunidad previa, por lo que no hay problema para lactar.

La patología tiroidea, tanto el hipotiroidismo como el hipertiroidismo no son enfermedades que contraindiquen la lactación, si bien en el caso de tratamiento con yodo radiactivo en el hipertiroidismo se debería de interrumpir.

El cáncer, una de las enfermedades más comunes en nuestros días, no contraindica la lactancia materna, si bien durante el tratamiento con quimioterápicos se contraindica. En caso de tratamiento quirúrgico o radioterápico no debe limitarse la lactancia. En el cáncer mama tratado con tamoxifeno, se contraindica la lactancia materna ya que es un bloqueante de la prolactina. Una vez finalizado el tratamiento se podría lactar. Dado el componente hereditario del cáncer de mama, las mujeres que lactan durante más tiempo a sus hij@s deben saber que tienen menor riesgo de sufrir cáncer de mama en el futuro.

Un ingreso hospitalario de la madre nunca debería de hacer suspender una lactancia materna, pues tras la intervención en la mayoría de los casos y una vez eliminados los anestésicos u otros fármacos pueden reanudarse las tomas.

En caso de enfermedades maternas más raras o especiales se recomienda ser valorado por los especialistas y sino contrastar la información a través de canales accesibles y científicos existentes en la red. Agunos de ellos pueden ser los siguientes:

-Medline (profesionales) y Medline Plus (usuarios)
-www.e-lactancia.org (web de consulta de fármacos y lactancia materna del Hospital de Denia)
-www.aeped.es (web de la Asociación española de Pediatría)

ENFERMEDADES DEL NIÑ@

Muy pocas enfermedades en el niñ@ contraindican la lactancia materna. Una de ellas y muy rara es la **galactosemia**. Es una enfermedad congénita que impide la digestión de la lactosa que contiene la leche, tanto materna como la artificial, por lo que deben recibir una leche especial.

La intolerancia a la lactosa no es una alergia, y es característica de la edad adulta. La intolerancia primaria a la lactosa es una enfermedad congénita rarísima que se trataría dando la enzima al recién nacid@.

La comúnmente llamada alergia a la leche, es en realidad a las proteínas de la leche no a la lactosa. Es una enfermedad grave. Los síntomas pueden ser variados: eczema, llanto inconsolable continuo en todas las tomas, diarrea, sangre en heces, rechazo del pecho…. Si las pruebas alérgicas son negativas es cuando se habla de esta entidad. Se recomienda la retirada de la leche de vaca de la dieta materna durante 7-10 días y ver mejoría. Muchas veces la mejoría no es clara. Y si no mejora nada, se puede sospechar algún otro alergeno en la dieta de la madre. Hay niñ@s que pueden ser alérgicos a varios alimentos. Habrá que descubrir a cuáles y cuántos, pero no contraindicar la lactancia materna.

Los niños lactantes que sufren una intervención quirúrgica no deben de estar muchas horas antes en ayunas, dado que la leche materna se digiere mas rápidamente. Valdría entre 2 y 4 horas.

La fenilcetonuria es una enfermedad metabólica rara que provoca que los lactantes deban de evitar la fenilalanina, un aminoácido que se encuentra en la leche materna. Por ello deben de tomar por un tiempo leches sin este aminoácido. Pero se requiere una pequeña cantidad del mismo por ser esencial, y la lecha materna tiene menor cantidad que la de vaca. Así que deberán suplementarle con algo de leche materna.

El reflujo gastroesofágico es común en los niñ@s menores de 1 año y no debe de contraindicarse la lactancia para sustituirla por leches antirreflujo. Las posiciones verticales de amamantamiento pueden mejorarlo ligeramente.

Aunque durante tiempo se ha asociado las caries del lactante con la lactancia materna, sobretodo con la toma nocturna, parece que no es el factor precipitante. La lactancia no estaría contraindicada, y parece que puede deberse a dormir con chupete o el pezón en la boca. Además el contacto con la saliva materna de la boca del bebe (besarlo) disminuiría la incidencia de caries en el lactante.

Las diarreas no son motivo para interrumpir la lactancia materna. Si el lactante tiene diarrea no es preciso interrumpir la lactancia sino que debería de ofrecerle el pecho a menudo. Si es abundante, añadir suero de rehidratación oral, y si es grave, acudir al médico, lactando.

Algunas enfermedades neurológicas que cursan con hipotonía e hipertonía dificultan la lactancia materna, pero no la contraindican. Posiciones horizontales la facilitan.

Los niñ@s síndrome de Down cursan con hipotonía y macroglosia, por lo que pueden requerir ayuda para lactar, y las tomas son mas largas. No esta contraindicada. Además estos niñ@s engordan más lentamente, pero sin ningún problema por lo que no hay inconveniente con la lactancia materna. A veces pueden requerir extracción de la leche y tomarla con vaso o jeringa.

El labio leporino y el paladar hendido no son contraindicaciones de la lactancia materna, aunque durante años se evitaba. Pueden requerir de tetinas o prótesis hasta la intervención quirúrgica que subsane la malformación, pero nunca evitar la lactancia pues les beneficia defensivamente y protege frente a las otitis. La leche artificial no es la solución. Tras la intervención pueden empezar a mamar inmediatamente.

8. EXTRACCIÓN Y CONSERVACIÓN DE LA LECHE

Lo ideal es que la madre amamante directamente a su hijo, pero hay situaciones en las que es necesaria la extracción de la leche materna para poder dársela al bebé (por ejemplo, cuando la madre comienza a trabajar). La leche materna puede extraerse y almacenarse para poder dársela al bebé cuando lo necesite. A pesar de que con el almacenamiento de la leche puede existir alguna pérdida alimentaria, siempre será preferible la leche materna congelada que la leche de fórmula. En éste capítulo vamos a tratar la extracción y conservación de la leche materna.

Antes de comenzar la extracción es conveniente lavarse las manos y masajear la mama de formar circular con la yema de los dedos, presionando contra la pared torácica, empezando por la zona más alejada a la aréola y acercándose a ésta, estimulando así la secreción de oxitocina. Aplicar calor en las mamas también puede ayudar a que la leche salga más fácilmente. No hace falta lavar las mamas, con la ducha diaria es suficiente. Para la recogida de la leche el envase tiene que ser de plástico sin cloruro de polivinilo (PVC) y estar bien lavado. Hay que evitar los botes de vidrio ya que las defensas de la leche se quedan adheridas a sus paredes. Es recomendable comenzar la extracción láctea con antelación ya que es frecuente que al principio no salga nada o casi nada. Los estímulos relacionados con el bebé ayudarán a que la leche fluya (tocarlo, pensar en él, mirar una foto…).

La extracción de la leche puede realizarse de forma manual o con un sacaleches, que puede ser mecánico (o manual) o eléctrico. La extracción manual se realiza con la técnica de Marmet, colocando el índice y el pulgar en forma de C a unos 3 cm por detrás del pezón. Hay que empujar los dedos hacia la pared torácica, y luego apretar hacia delante como para juntarlos. No hay que deslizar los dedos sobre la piel. Hay que repetir este movimiento rítmicamente hasta vaciar el pecho. Es recomendable rotar los dedos para vaciar todos los cuadrantes de la mama.

Los sacaleches mecánicos o manuales precisan que la mujer realice el vacío accionando una palanca, pero son más baratos, pequeños y no requieren de energía eléctrica. Los sacaleches eléctricos son más rápidos a la hora de extraer la leche, y existen modelos con doble extractor. También producen más cantidad de leche por un mayor aumento de los niveles de prolactina. Permiten regular la intensidad del vacío. La mujer es quien tiene que elegir cuál es la forma mediante la cual se va a extraer la leche.

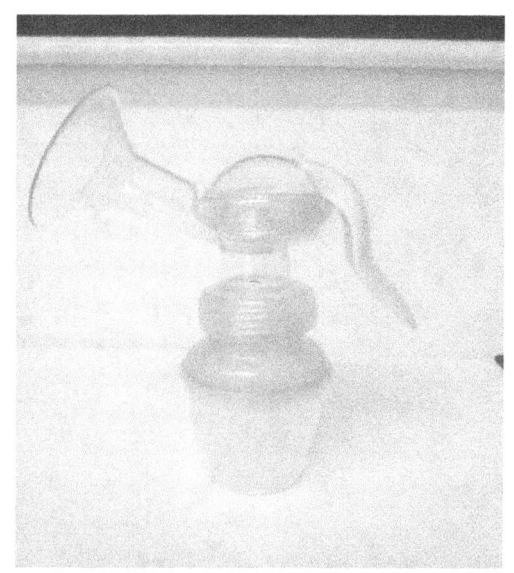

Sacaleches mecánico o manual

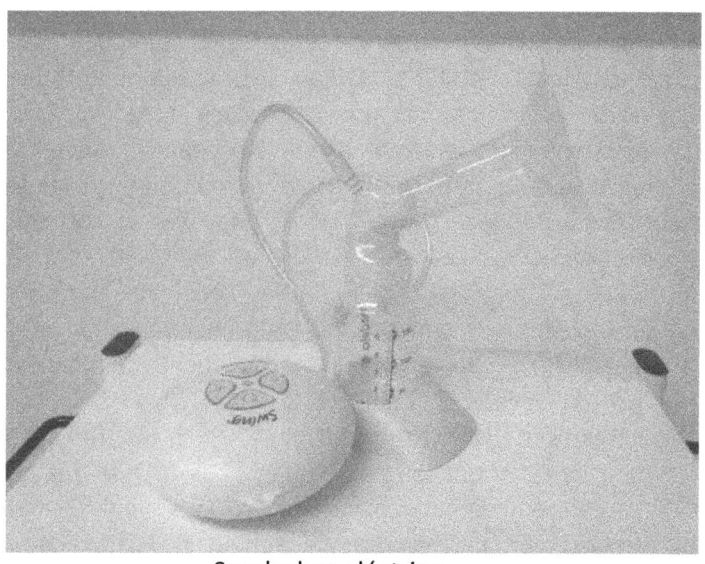

Sacaleches eléctrico

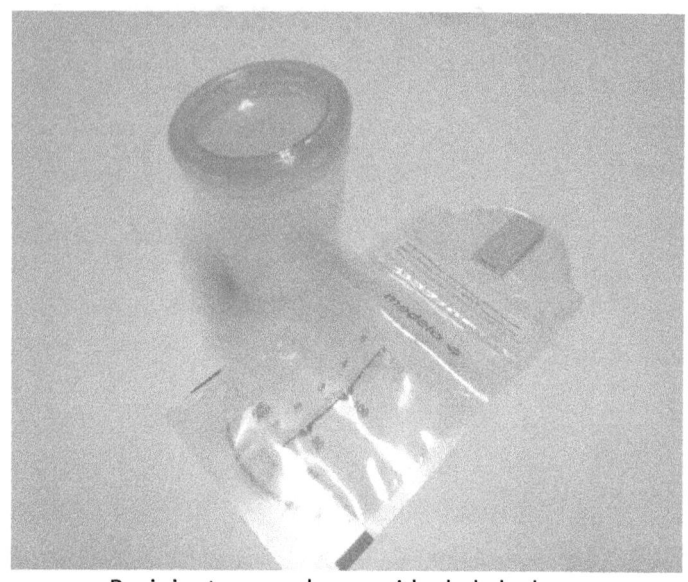

Recipientes para la recogida de la leche

Los sacaleches contienen una copa que hay que colocarla al pecho bien sellada para asegurar un buen vacío. Es importante que esta copa tenga la talla adecuada para esa mama, que no sea ni grande (al hacer vacío gran parte de la mama queda dentro de la copa) o pequeña (no permite el movimiento correcto del pezón).

En los extractores mecánicos las primeras aspiraciones tienen que ser rápidas y cortas, y en cuanto comience a fluir la leche hacerlas más largas y lentas. Los extractores eléctricos normalmente están programados para realizar una succión parecida a la que realiza naturalmente el bebe (primeras succiones rápidas y mas superficiales para activar el reflejo de oxitocina y posteriormente succiones más lentas y profundas para la extracción propiamente de la leche). Presentan un regulador de la fuerza de succión, comenzándose con una intensidad baja e ir aumentando a medida que va saliendo la leche. La extracción de leche se realiza hasta que se ve que el flujo de leche va disminuyendo. La extracción de leche no tiene que ser dolorosa.

El sacaleches hay que desmontarlo y lavarlo con agua y jabón después de cada toma. También puede lavarse en el lavavajillas o esterilizarlo con agua hirviendo.

La frecuencia y momento en el que hay que extraer la leche variará de una mujer a otra. Al principio es normal que no salga casi nada de leche. Con los extractores existe una menor producción de prolactina que con el bebé. La extracción manual por expresión produce unos niveles de prolactina más altos.

En los casos en los que el lactante no pueda agarrarse al pecho (por ejemplo por prematuridad) se recomienda sacarse leche cada 2 horas de día y cada 3 horas de noche, siempre teniendo en cuenta el estado físico y psíquico de la madre. En este caso la producción láctea será mayor si se permite el contacto entre la madre y el hijo.

Si el motivo de la extracción de leche es realizar un banco de leche (porque la madre tenga que incorporarse a trabajar) habría que comenzar unos 15 días antes. Si el bebé toma solo de un pecho se podría utilizar el momento de la toma para extraerse del otro pecho. Sería el momento en el que mejor fluiría la leche por los estímulos hormonales y la succión del bebé. Si en cada toma necesita los dos pechos puede valorarse realizar la extracción tras la toma o entre tomas.

La leche puede almacenarse en el frigorífico o en el congelador. Es recomendable etiquetar los frascos con la fecha de la extracción. La leche materna puede estar entre 6 y 10 horas a temperatura ambiente, pero es recomendable refrigerarlo inmediatamente después de la extracción. A temperatura ambiente los procesos de degradación de algunos componentes se inician en pocos minutos. En el frigorífico a 4 ºC se conserva perfectamente 48 horas, a partir de ahí es preferible congelarla, pero también es posible mantenerla entre 0 y 4 ºC hasta 8 días. Si tras la extracción la leche no se va a usar es recomendable congelarla inmediatamente, donde podrá estar hasta 6 meses. Es recomendable no mezclar leches a diferentes temperaturas. Si se quiere juntar la leche que se ha ido extrayendo a lo largo del día hay que hacerlo cuando estén a la misma temperatura. No se recomienda llenar los botes hasta arriba ya que la leche en el congelador se dilata. Hay que evitar guardar las leches en la puerta del frigorífico o del congelador ya que estarán sometidas a variaciones de la temperatura.

Para descongelar o calentar la leche se recomienda dejarla a temperatura ambiente, bajo un chorro de agua templada o ponerla al baño maría. No se recomienda calentar la leche al microondas. Antes de dársela al bebé habrá que comprobar que la temperatura sea la adecuada. Es preferible darle la leche en vasito y cuchara evitando las tetinas. Las tetinas pueden crear confusión a la hora de agarrar el pecho y crear problemas de agarre. La leche que sobra hay que desecharla ya que el calentamiento previo puede causar crecimiento bacteriano.

9. USO DE MEDICAMENTOS, PLANTAS Y TÓXICOS DURANTE LA LACTANCIA MATERNA

Durante la lactancia materna es frecuente que las mujeres necesiten tomar algún medicamento o consuman plantas o algún tipo de tóxicos. Para que la sustancia ingerida sea perjudicial tiene que ser capaz de disminuir la producción de leche o pasar a la leche materna y ser absorbida por el intestino del lactante en cantidad suficiente como para poder producir un efecto adverso. Por tanto, los medicamentos que no pasan a la circulación general de la mujer no tendrán ningún efecto perjudicial (por ejemplo medicamentos de uso tópico o inhaladores). Tampoco producirán efectos negativos aquellas sustancias que se administren por vía parenteral a la mujer por falta de absorción intestinal (por ejemplo las vacunas).

Las pruebas con contraste realizadas a la madre no contraindican la lactancia materna ya que no se absorben (con la realización de una gammagrafía sí que habría que interrumpir la lactancia pero tan solo durante unas horas según el tipo de isótopo radiactivo y la dosis usada). En caso del uso de yodo radiactivo para tratamiento del hipertiroidismo, dado las dosis elevadas se aconsejaría el destete.

La nicotina en altas dosis disminuye la producción láctea por inhibición de la secreción de prolactina. Si la mujer no puede dejar de fumar es recomendable que disminuya la dosis, pero no precisa inhibición de la lactancia materna.

La cafeína en altas dosis (3 o más tazas de café al día) puede provocar irritabilidad e insomnio en el lactante. En función de la respuesta del lactante se debería considerar la disminución de los alimentos que contengan cafeína.

El alcohol pasa a la leche materna, por lo que no se recomienda su consumo o hacerlo de forma moderada. Sería conveniente diferir la siguiente toma como mínimo tres horas tras la ingesta de alcohol. El consumo crónico de alcohol puede producir sedación y retraso psicomotor en el lactante. Las drogas psicotropas también pasan a la leche materna pudiendo producir irritabilidad, retraso psicomotor, hipertensión o taquicardia. La heroína puede crear adicción en el lactante. Se ha visto que la metadona en dosis de 20 mg al día es compatible con la lactancia materna.

Las plantas se comercializan hoy en día como algo natural e inocuo, pero algunas de estas sustancias pueden alterar la producción láctea o pasar al lactante y producir algún tipo de reacción. Existen preparados que combinan más de una sustancia lo que puede hacer más difícil su análisis. Tampoco existen estudios que valoren el efecto de todas estas sustancias. No obstante, el consumo moderado de infusiones de plantas habituales no es perjudicial.

Los medicamentos que están absolutamente contraindicados en la lactancia son los antineoplásicos, las drogas, la fenindiona, la amiodarona, los derivados del ergot y los yoduros. Existen muchos medicamentos que pueden tomarse durante la lactancia materna de forma segura, se recomienda consultar previamente la base de datos de e-lactancia.org.

10. PROMOCIÓN DE LA LACTANCIA MATERNA. GRUPOS DE APOYO

La protección, promoción y apoyo a la lactancia materna es una prioridad de salud pública. La lactancia materna ofrece a los lactantes un óptimo desarrollo psicofísico y previene de múltiples enfermedades tanto a la madre como al bebé. Las bajas tasas de lactancia materna y los abandonos precoces inciden negativamente en la salud de las madres, los niños y las comunidades. Ya en 1991 la Organización Mundial de Salud (OMS) y el Fondo de las Naciones Unidas para la Infancia (UNICEF) reconocieron que la lactancia materna aporta múltiples beneficios para la salud de las madres y los niños, y que el abandono de la lactancia natural tiene consecuencias negativas a nivel mundial. En consecuencia presentaron la Iniciativa Hospital Amigo de los Niños (IHAN) en el Congreso Mundial de Pediatría celebrado en Ankara en 1991. La IHAN se presentó como una estrategia para aumentar las tasas de lactancia materna a nivel mundial.

La IHAN tiene unos objetivos bien definidos para promover la lactancia materna:
- Capacitar a las mujeres para que puedan tomar una decisión informada sobre como quieren alimentar a sus hijos.

- Fomentar el inicio precoz de la lactancia materna.
- Promover la lactancia materna como alimento exclusivo durante los 6 primeros meses de vida del lactante.
- Conseguir que los hospitales dejen de adquirir leches de fórmula.

En esta misma línea la IHAN desarrolló los *10 pasos hacia una Lactancia Materna Feliz* para mejorar la atención que ofrecen los hospitales y conseguir mayores tasas de la lactancia materna:

1. Disponer de una política por escrito relativa a la lactancia natural que sistemáticamente se ponga en conocimiento de todo el personal sanitario.
2. Capacitar a todo el personal sanitario de forma que sea capaz de poner en práctica esta política.
3. Informar a todas las embarazadas de los beneficios de la lactancia materna y de la forma de ponerlo en práctica.
4. Ayudar a las madres a iniciar la lactancia en la primera media hora tras el parto.
5. Enseñar a las madres cómo se debe dar de mamar al niño y cómo mantener la lactancia incluso si han de separarse de sus hijos.
6. No dar a los recién nacidos nada más que leche materna, sin ningún otro alimento o bebida, a no ser que estén médicamente indicados.
7. Facilitar la cohabitación de madres y niños durante 24 horas al día.

8. Fomentar la lactancia natural cada vez que se solicite.
9. No dar a los niños alimentados al pecho chupetes ni tetinas.
10. Fomentar el establecimiento de grupos de apoyo a la lactancia y facilitar que las madres se pongan en contacto a la salida del hospital.

Más tarde se desarrolló la Iniciativa Centros de Salud Amigos de los Niños (ICSAN) con 7 pasos para lograr mayor tasas de lactancia materna exclusiva y prolongada:

1. Tener una política de lactancia materna escrita comunicada de forma rutinaria al personal del centro.
2. Formar a todo el personal del centro para poder llevar a cabo esa política en materia de lactancia materna.
3. Informar a las embarazadas y sus familiares de los beneficios y el manejo de la lactancia materna.
4. Apoyar a las madres en el establecimiento y logro de lactancia materna exclusiva los primeros 6 meses de vida.
5. Animar a mantener la lactancia materna después de los 6 meses con la introducción de una alimentación adecuada.
6. Proporcionar una atmósfera receptiva a las familias que amamantan.
7. Promover la colaboración entre el personal sanitario, grupos de apoyo a la lactancia y la comunidad.

La Estrategia Mundial para la Alimentación del Lactante y del Niño pequeño refiere que como recomendación de salud global y pública, los niños deben ser exclusivamente amamantados durante los 6 primeros meses de vida para conseguir un crecimiento, desarrollo y salud óptima, y hasta los dos años o más debería continuar la lactancia a la vez que se introduce comida complementaria. En 2004 en la Conferencia de la Unión Europea sobre la Promoción de la Lactancia en Europa se presentó el Plan Estratégico para protección, promoción y apoyo a la lactancia en Europa. Una adecuada información, educación y comunicación serán imprescindibles para poder restablecer la cultura de la lactancia materna. Las actividades deberán orientarse tanto a madre y familiares, como a profesionales y comunidades.

Diferentes actividades orientadas a profesionales, madres y familias harán posible la promoción de la lactancia materna. Los profesionales sanitarios precisan de una formación continuada en materia de lactancia materna, de tal modo que conozcan los beneficios de la lactancia materna, los problemas potenciales derivados de la ausencia de lactancia materna, la técnica de la lactancia materna y la resolución de problemas.

Las actividades dirigidas a madres y familias tienen lugar en tres etapas diferenciadas:

1. Durante el embarazo con la educación prenatal: las actividades comenzarán en la etapa prenatal con la educación maternal y las consultas individuales. Entre otros muchos temas se aborda la lactancia materna con el

objetivo de aumentar los conocimientos previos de las madres (y familias). Se ha demostrado que las sesiones de educación prenatal tienen una influencia positiva en el amamantamiento exitoso y duración de la lactancia.

2. En la maternidad: el contacto piel con piel tras el parto, el inicio espontáneo de la primera toma en la primera hora de vida, el apoyo individual con profesionales adecuadamente formados y los grupos pequeños ayudarán al comienzo y continuación de la lactancia materna. La Iniciativa Hospital Amigo de los Niños (IHAN) mediante los *10 pasos para una lactancia materna feliz* tiene una evidencia de efectividad suficiente como para recomendar su implementación en los hospitales.

3. En el centro de salud: las tasas de abandono de la lactancia materna en los primeros meses pueden reducirse con una correcta atención y soporte por parte de los profesionales de Atención Primaria. Al igual que la IHAN en los hospitales la ICSAN en los centros de salud ayudará a mejorar las tasas de lactancia materna. La coordinación entre los hospitales y los centros de atención primaria permitirá realizar un seguimiento adecuado de las lactancias. A este nivel la atención se realiza de dos formas distintas. Una primera atención individual de la mujer para valorar la lactancia, realizar seguimiento, detección y solución de problemas. Y en un segundo lugar, las actividades grupales en los grupos de lactancia materna. Estos grupos son dirigidos por un profesional experto en lactancia materna, y son

abiertos para que cualquier mujer de la zona pueda acudir. Con los grupos conseguiremos solucionar problemas y mejorar la adhesión a la lactancia materna. A su vez, se consigue un apoyo madre-madre. Será primordial que los profesionales y los grupos sean accesibles para las mujeres y familias.

En el año 1989 la Declaración conjunta de la OMS-UNICEF para promoción, protección y apoyo a la lactancia materna declara la importancia de la ayuda entre madres y los grupos de apoyo a la lactancia. Y así lo expresa en el último punto de *los 10 pasos hacia una lactancia materna feliz.* Los grupos de apoyo a la lactancia materna vienen a sustituir la red de mujeres que daba apoyo hace años. En la actualidad, muchas madres nunca han visto amamantar a un niño cuando nacen sus hijos, y puede que no tengan un apoyo familiar o social adecuado. La cultura del biberón a provocado que la comunidad no este habituada a la lactancia natural, y por tanto que existan muchos mitos erróneos. Las mujeres pueden recibir informaciones no adecuadas o contradictorias haciendo más difícil que puedan disfrutar de una lactancia exitosa y satisfactoria.

La Liga de la Leche se constituyó en Estados Unidos en 1956. En España los primeros grupos de lactancia materna empezaron a emerger en la década de los 80. Existen muchos grupos de apoyo a la lactancia materna, como La Liga de la Leche o Amagintza. En la actualidad los Centros de Atención de Salud Sexual y Reproductiva (CASSYR), también incorporan grupos semanales para apoyo a las madres lactantes. Los profesionales que dirigen estos grupos además de tener los conocimientos suficientes tienen que ser capaces de realizar una escucha activa, es importante tener en cuenta el momento y los sentimientos que está viviendo la mujer en ese momento. Habrá que ayudarles a tomar sus propias decisiones y ser respetuosos con las mismas.

Los grupos de lactancia además de ofrecer ayuda y soporte crean un ambiente en el que las mujeres se encuentran con otras mujeres que están en la misma situación aportando un sentimiento de normalidad. Las mujeres adquieren seguridad y confianza, además de una información adecuada.

11. DESTETE. RELACTACIÓN

DESTETE

El destete hace referencia al periodo que comprende entre la introducción de la alimentación complementaria y la supresión de la lactancia materna de forma definitiva. La alimentación complementaria se empieza a introducir a los 6 meses de edad, siendo hasta el año la leche materna el alimento principal. A partir del año la leche materna será el alimento complementario, y el lactante podrá comer de todo a medida que vaya mostrando interés. El lactante al ir introduciendo otros alimentos en su dieta va mamando menos por lo que la producción láctea irá disminuyendo de forma progresiva. Es recomendable realizar el destete de forma progresiva de tal forma que el bebé pueda ir adaptándose a la nueva alimentación, y que sean la madre y el niño los que decidan cuando dejar la lactancia materna. El destete por tanto será lento, dejando que el lactante vaya adquiriendo las habilidades de masticar y deglutir. Es recomendable hacer tomas más cortas a la vez que se introducen otros alimento. Esto también ayudará a la madre a no notar los pechos cargados, molestos y a prevenir las posibles mastitis. Algunos lactantes pueden presentar rechazo a algunos sabores o texturas de los nuevos alimentos. Será importante permitirles explorar y no insistir para evitar un rechazo extremo, entre tanto la leche materna cubrirá sus necesidades nutricionales.

A veces son los propios lactantes los que deciden cuando destetarse. En estos casos el destete suele ser rápido, sin evidencias de estrés en los niños. En caso de nuevo embarazo no es necesario el destete. La mujer puede seguir amamantando aunque esté embarazada. Una vez que nazca el recién nacido la leche materna se adaptará a las necesidades nutricionales del recién nacido, lo que a veces provoca el abandono definitivo de la lactancia del hermano mayor, pero si desea continuarla puede hacerlo sin problemas (lactancia en tándem).

La mayoría de los destetes finalizan antes de los 2 años, pero no existe ningún inconveniente para que la lactancia continúe durante más tiempo. El destete está influenciado por múltiples factores como son el ambiente, la cultura, el trabajo, los factores afectivos, familiares o médicos. La lactancia tiene una parte nutritiva, otra afectiva y otra de hábito.

No obstante, existen diferentes factores por los que no es posible realizar el destete de forma progresiva y es preciso realizarlo de forma brusca o precoz. La mayoría de las veces es debido a problemas en la lactancia que hacen que la madre desee terminar con la misma. Con asesoramiento y apoyo adecuado puede llegar a solventarse el problema para continuar con una lactancia satisfactoria. Otras veces es debido a la vuelta al trabajo de la madre. La extracción y posterior almacenamiento de la leche pueden evitar un destete precoz.

La supresión de la lactancia materna puede hacerse de forma brusca con la toma de medicamentos. Puede llevarse a cabo nada más haya nacido el bebé por deseo de la madre o una vez iniciada la lactancia. En la actualidad se utiliza la Cabergolina (Dostinex®), es un agonista dopaminérgico que impide la producción de leche (es el fármaco de elección propuesto por la SEGO). Está contraindicado si existen antecedentes psicóticos o tratamiento en la actualidad, enfermedad cardiovascular, insuficiencia hepática, HTA, mujeres en tratamiento con metilergometrina (Methergin®) con factores de riesgo asociados (HTA, drogadicción, obesas, fumadoras, enfermedad cardiovascular, tratamiento con macrólidos (eritromicina o josamicina, al ser inhibidores enzimáticos aumentan los niveles plasmáticos de la cabergolina). Los efectos secundarios descritos son la hipotensión arterial, vértigos, cefaleas, náuseas, dolor abdominal, epistaxis y calambres. Se recomienda tomar la cabergolina con alimentos para disminuir los efectos adversos gastrointestinales.

	Tras parto	**Iniciada LM**
Cabergolina 0.5 mg 2 comprimidos (cp)	2 cp en dosis única	½ cp cada 12 horas durante 2 días (4 dosis en total)

Como medidas complementarias a un destete brusco con o sin medicación farmacológica, se recomiendan los siguiente cuidados, que serían los contrarios para facilitar la producción láctea:

- Restricción de líquidos durante la primera semana posretirada a lo estrictamente necesario para calmar la sensación de sed.

- Restricción en la cantidad de sal añadida en la condimentación de los alimentos durante al menos una semana e ir aumentando si hay molestias.

- Evitar la estimulación y la manipulación de la mama, salvo para la higiene diaria. Para ello se recomienda llevar las mamas bien sujetas durante al menos la primera semana con sujetadores tipo deportivo.

- Si es preciso, podría añadirse algún AINEs a demanda durante los primeros días, para la retención y edematización de las mamas.

- En ocasiones y sobretodo en lactancia recientemente instauradas y que quiere ser retiradas de forma brusca por el motivo que fuera, puede ser necesario la repetición de la pauta farmacológica a los 7-10 días, si la paciente presenta molestias mamarias. La extracción de leche no se aconseja puesto que produce más leche en las siguientes horas empeorando la clínica.

RELACTACIÓN

Como ya se ha comentado anteriormente, la OMS recomienda la lactancia materna exclusiva durante los primeros 6 meses de la vida del lactante, y continuar amamantando junto con alimentos complementarios adecuados hasta los 2 años de edad o más. Aún así, muchos lactantes no han podido disfrutarla o sufren la interrupción de su lactancia materna en las primeras semanas o meses de vida como resultado de varios factores. Sin embargo, recuperar la lactancia materna es posible. A este proceso se le llama relactación. Una mujer que no ha lactado nunca a su hijo, que dejo de hacerlo hace poco tiempo o incluso semanas, u otra que adopta un niño incluso sin embarazo previo, puede conseguir dar de mamar a su hij@.

En varias circunstancias puede surgir la necesidad de considerar la posibilidad de relactación, como:

- *Para el manejo de algunos lactantes enfermos*, tales como aquellos menores de 6 meses de edad con diarrea aguda o persistente, aquellos que han detenido su amamantamiento antes o durante una enfermedad, y aquellos que han sido alimentados artificialmente pero no toleran las leches artificiales.
- *Para los lactantes que tuvieron bajo peso al nacer*, y a quienes fue imposible amamantar de forma eficaz en las primeras semanas de la vida

y requirieron alimentación por gravedad o con taza.

- *Para los lactantes con problemas de alimentación*, particularmente aquellos menores de 6 meses, cuyas madres tuvieron dificultades para establecer la lactancia o cuya producción de leche ha disminuido significativamente como resultado de una mala técnica o manejo inadecuado.

- *Para los lactantes que han sido separados de sus madres*, por ejemplo porque ellos o sus madres requirieron hospitalización.

- *En situaciones de emergencia*, para los niños que están desamparados; aquellos que fueron alimentados artificialmente antes de la emergencia; y aquellos cuyo amamantamiento ha sido interrumpido. Debería ser posible reanudar o continuar la lactancia de tantos niños como fuese posible para prevenir la diarrea, la infección y la malnutrición. Una mujer puede relactar para alimentar uno o más niños desamparados.

- *En situaciones individuales*, por ejemplo cuando una madre que eligió alimentar artificialmente a su niño cambia su manera de pensar o, en el caso de adopción, para mejorar el vínculo afectivo madre-hijo tanto como para aprovechar otras ventajas de la lactancia.

- *Cuando a una mujer le es imposible amamantar a su hijo*, por ejemplo por estar gravemente enferma o por fallecimiento o porque es seropositiva para VIH y elige, después de recibir consejería, no amamantar a su hijo. Una opción en estas situaciones es que alguien de la misma comunidad, tal como una abuela, relacte para alimentar al niño.

Dado que el proceso de relactación es duro, largo y en ocasiones no efectivo, la prevención y evitación de las diferentes situaciones que pueden llevar a él se antoja fundamental. Por ello, la OMS y UNICEF promueven desde hace años iniciativas de apoyo a la lactancia materna que abarcan desde el embarazo hasta el postparto. Para ello uno de los factores más importantes será la capacitación de todo el personal sanitario que ofrecerá esta relación de ayuda. El otro será la motivación de la mujer para encarar la relactación.

Los principales factores para llevar a cabo la relactación son:

- Motivación adecuada, educación y apoyo de la madre biológica o adoptiva. Puede motivarse por ventajas de salud y nutricionales para el niño, o por los beneficios de su relación con el niño.
- Succión frecuente del pecho por el niño, día y noche. Muchos niños están dispuestos a mamar la primera vez que se ponen al pecho. A otros niños hay que ayudarlos a agarrarse al pecho y a comenzar a mamar.
- Ayuda experta para la madre, particularmente si el niño no está dispuesto y necesita ayuda para mamar. Debería capacitarse al personal de salud seleccionado para proporcionar la ayuda experta necesaria.

- Apoyo continuado y ánimo para la madre biológica o adoptiva por parte del personal de salud, usando las técnicas de consejería apropiadas para reforzar y mantener la confianza. Esta puede ser una de sus más importantes tareas para ayudar a estas mujeres.
- Apoyo de los amigos y familiares. El padre biológico o adoptivo del niño puede jugar un papel clave.
- Los fármacos (lactogogos) que aumentan la producción de leche, no se recomiendan porque no se ha probado su efectividad. Solo deberían considerarse si la producción de leche no ha comenzado después de al menos 2 semanas de haber usado los métodos fisiológicos adecuados. No deberían reemplazar a las técnicas fisiológicas ni al apoyo emocional continuado.

La producción de una cantidad de leche materna suficiente para alimentar a un niño requiere básicamente dos principios, que habitualmente se pueden conseguir a la vez, pero no tiene porqué:

- La secreción de leche por las células de los alvéolos mamarios.
- El vaciamiento de la leche de la mama por el niño o por extracción (manual o con sacaleches).

Las hormonas juegan un papel fundamental en estos dos procesos, principalmente la **prolactina**. El lactante es el más eficaz combinando ambos factores en un mismo acto, puesto que la succión del pezón estimula la producción pulsátil de prolactina por la adenohipófisis y por ende la secreción láctea, y además es el mejor extractor para conseguir un buen vaciamiento de la mama, evitando así la inhibición de la producción. La respuesta de producción de la hipófisis es mayor durante la noche que durante el día. Sin embargo, también puede ser efectiva la extracción manual y mecánica. La oxitocina no ayuda cuando no hay leche en el pecho, pero colabora en la extracción cuando la hay, así que puede ayudar indirectamente a la producción de leche una vez que las células glandulares se han desarrollado. Como la producción de oxitocina puede afectarse por el estado emocional de la madre, apoyarla y reforzar su confianza son importantes maneras de ayudar al proceso de extracción de la leche.

En ocasiones será difícil conseguir una succión y vaciamiento correcto en un niñ@ que nunca ha mamado o lleva tiempo sin hacerlo. Así, la evaluación de una toma (como ya hemos tratado en capítulos anteriores) y la relación de ayuda y apoyo por parte del personal sanitario será fundamental.

La asesoría en una relación de ayuda en relactación, conlleva:

1. Asegurarse que la madre está completamente informada acerca de:

- los beneficios de la lactancia para la nutrición y la salud del niño y para la relación madre-hijo y las razones por las que ella debería querer considerar la relactación.

- cómo funciona la relactación, cuánto tiempo puede tomar y el compromiso, paciencia y persistencia que ella necesita.
- detalles prácticos sobre cómo relactar.
- cómo pueden superarse las dificultades concretas, y cualquier tratamiento o ayuda especial que pueda requerir.
- la necesidad de cambiar o detener cualquier factor que pueda reducir la succión del pecho o la producción de leche.

2. Asegurarse de que la madre está motivada adecuadamente. Se debería dar a la mujer la información relevante y ánimo para intentar reforzar su confianza, pero no se debería presionarla a relactar si no está dispuesta. Puede ser útil presentarle a otras mujeres que hayan relactado y quienes puedan hablar con ella acerca de su experiencia.

3. Indagar acerca del apoyo que probablemente la mujer recibirá en su hogar. Si es posible, se debería explicar la importancia y el proceso de la relactación a los otros miembros de la familia y aclarar cualquier información falsa. Necesidad de discutir las necesidades de la mujer para su apoyo continuado y lo que ellos deberían hacer para asegurar que ella tenga descanso suficiente y relevo de otras tareas mientras se restablece el suministro de leche.

La acción de ayuda variará dependiendo de:

SI EL BEBE SUCCIONA:

- poner al lactante al pecho frecuentemente, tan a menudo como él o ella estén dispuestos. Esto debería ser cada 1 o 2 horas si es posible y al menos de 8 a 12 veces al día.
- dormir con el lactante para alimentarlo por la noche, para permitirle un fácil acceso al pecho mientras se minimiza la interrupción del descanso de la madre. Las tomas nocturnas aumentan la producción de prolactina y el contacto extra puede aumentar la disposición del lactante a mamar.
- permitirle al niño mamar tanto como sea posible en cada toma. La madre puede ofrecer el pecho más de una vez si el niño está dispuesto a continuar mamando.
- asegurarse de que el lactante tiene un buen agarre al pecho, para prevenir el traumatismo del pezón, y para extraer de forma eficaz cualquier cantidad de leche que se produzca.
- evitar usar chupetes, biberones y tetinas ya que esto disminuye la estimulación del pezón y es más probable que el niño esté menos dispuesto a mamar del pecho.
- administrar al lactante los suplementos de forma separada, usando una taza o vasito.

SI EL LACTANTE NO QUIERE SUCCIONAR O NO PUEDE HACERLO:

- asegurarse de que el lactante no está enfermo, y no tiene un problema anatómico que necesite ayuda especializada.
- sugerir que la madre proporcione mucho contacto piel con piel y continúe ofreciendo el pecho en cualquier momento que el lactante muestre el mínimo interés.
- puede estimularse al lactante a mamar de nuevo usando un suplementador de lactancia o el método "gotear y chorrear" (se explicarán a continuación).
- estimular el pecho mediante la extracción mecánica o manual.
- evitar el uso de biberones o chupetes, y si fuese necesario alimentar al lactante con taza o vasito.

En algunos casos, diferentes técnicas pueden ayudar durante la alimentación mixta para facilitar el transito hasta la lactancia materna exclusiva por parte del lactante:

LA TECNICA DE "GOTEAR Y CHORREAR"

Consiste en derramar la leche con una jeringa, cuentagotas o directamente desde un vaso sobre el pecho mientras el lactante mama. Se usa con niños que son reacios a iniciar la succión por la baja producción natural de la mama reluctante. Cuando el niño tiene un buen agarre al pecho es menos satisfactoria, porque la leche no entra fácilmente en su boca. Debido a que esta técnica es más fácil con tres manos, puede ser difícil para una madre que no tiene a nadie que le ayude. En estos casos puede ser más fácil si se usa una jeringa.

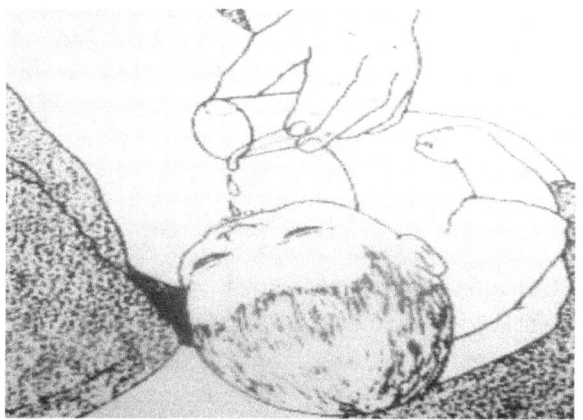

SUPLEMENTADOR DE LECHE

Los suplementadores de lactancia están diseñados para proporcionar al lactante un flujo continúo de alimento suplementario de manera pasiva (gravedad o jeringa) o activa mientras está mamando y estimulando el pecho y el pezón. Son particularmente útiles cuando un pecho no está produciendo demasiada leche.

Consiste en una bolsa, botella o vaso conectado a un tubo fino, largo de plástico, a través del cual puede pasar el alimento, y cuyo extremo se deja adherido junto al pezón en la boca del niño, para suplementar la cantidad de leche de manera pasiva (gravedad) o activa (jeringa) mientras el lactante succiona. En el caso de usar jeringa, el flujo de leche debe regularse de manera que el pecho reciba suficiente estimulación antes de que se satisfagan el hambre y la sed del niño. Si usamos la gravedad podemos regular el flujo de leche subiendo (mayor velocidad) o bajando (menor) la bolsa o vaso. El tubo de plástico deberá de limpiarse tras el uso con agua y jabón y asegurar un buen secado interior. Se aconseja desechar el tubo tras varios días para evitar las posibles infecciones.

CÓMO AYUDAR A UNA MADRE A USAR EL SUPLEMENTADOR DE LACTANCIA
Se debe mostrar a la madre cómo:

- Usar una sonda nasogástrica fina, o un tubo de plástico de diámetro muy pequeño y un vaso para poner la leche. Si no encuentra un tubo muy fino, use el mejor tubo que encuentre.

- Cortar un pequeño orificio en la parte lateral de la sonda o tubo, cerca de la parte que va dentro de la boca del bebé (además del orificio que se encuentra en la punta).

- Preparar un vaso con la leche (leche materna extraída o leche artificial) que contenga la cantidad que su bebé necesita para una toma.

- Colocar el extremo del tubo con 2 orificios, adherido al pezón, de manera que el bebé succione el pecho y la sonda al mismo tiempo. Usar cinta adhesiva para sujetar la sonda al pecho.

- Colocar el otro extremo del tubo en el vaso o jeringa que contiene la leche.

- Hacer un nudo a la sonda si el diámetro es amplio o ponerle un "clip" o pellizcarla entre sus dedos. Esto controla el flujo de leche, de manera que su bebé no termina de alimentarse demasiado rápido.

- Controlar el flujo de leche de manera que su bebé succione durante cerca de 30 minutos en cada toma si es posible (al elevar la taza la leche fluye más rápido, al bajarla el flujo de la leche es más lento).
- Dejar que su bebé succione cuando quiera, no solamente cuando esté usando el suplementador.
- Limpiar y esterilizar la sonda del suplementador y el vaso o jeringa cada vez que la madre los use.

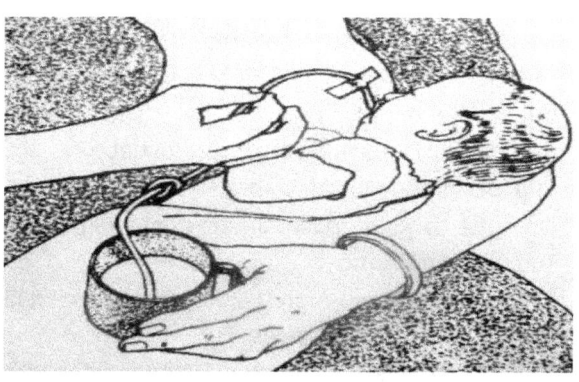

SUPLEMENTACION CON TAZA O VASO

Los bebes recién nacidos tienen la capacidad desde el principio para beber chupeteando de un vaso o cucharilla sin ningún problema. En este caso cualquier persona puede ser el que la administre y requerirá de gran paciencia. Se pierde el contacto piel con piel con la madre que es un potenciador de la prolactina, por lo que su uso se recomienda más en casos de no agarre o succión eficientes por el lactante y limitado a tomas aisladas, o para permitir el descanso de la madre. Conlleva aparejada la necesidad de estimulación por otro medios de las mamas para no interrumpir el proceso de relactación.

CÓMO ALIMENTAR A UN BEBÉ USANDO UNA TAZA O VASITO

- Mantenga al bebé sentado sobre sus piernas en posición vertical o semivertical.
- Mantenga el vaso de leche sobre los labios del bebé.
- Incline ligeramente el vasito de manera que la leche apenas alcance a tocar los labios del bebé.
- El vaso descansa ligeramente sobre el labio inferior del bebé y los bordes del vasito tocan la parte externa del labio superior del bebé.
- El bebé se pone alerta y abre su boca y sus ojos.
- Un bebé con bajo peso al nacer lleva la leche a su boca con la lengua.
- Un bebé a término o un bebé mayor succiona la leche, regando parte de ésta.
- NO VIERTA la leche dentro de la boca del bebé. Solamente mantenga el vaso en sus labios y deje que él mismo tome la leche.
- Cuando un bebé ha recibido suficiente leche, entonces cierra la boca y se niega a tomar más. Si el bebé no ha tomado la cantidad calculada, quizás tome más la próxima vez, o tal vez usted necesite alimentarlo con más frecuencia.
- Mida la ingesta total del bebé en 24 horas, no solamente la de cada toma.

EXTRACCIÓN MANUAL O CON SACALECHES MANUAL O ELÉCTRICO

Ya explicado en capítulos anteriores.

La prioridad para todos los niños es la adecuada ingestión de los nutrientes necesarios para el crecimiento cerebral y corporal. Una vez asegurado esto y si se consigue la respuesta láctea de la mama (normalmente en los 10 primeros días), se puede pensar en ir disminuyendo progresivamente el suplemento. Es preferible continuar suplementando en grandes cantidades o durante mucho tiempo a reducir el suplemento demasiado o muy rápidamente.

En los casos de relactación sin toma previa de lactancia materna, se inicia con la cantidad total de suplemento recomendada de acuerdo a su peso (150cc de leche artificial completa por kg de peso corporal y por día) ya sea a través de un suplementador de lactancia, con vaso o con cuchara. Conforme aumenta la producción de leche, puede reducirse el suplemento, habitualmente alrededor de 50cc por día cada pocos días.

Conforme el niño vaya succionando el pecho, ganando peso adecuadamente y la glándula mamaria responda adecuadamente, la madre puede intentar reducir el suplemento. Necesita reducir el suplemento lo bastante como para estimular que el niño tome el pecho de forma más entusiasta y/o en mayor cantidad y más frecuentemente, pero no tanto como para que se quede demasiado hambriento o demasiado inactivo para alimentarse adecuadamente. Una forma útil para reducir los suplementos es la siguiente:

- Reducir la cantidad total de suplemento administrado en 24 horas, de 50 en 50cc.
- Esta cantidad puede dividirse entre varias tomas: por ejemplo, reducir 5 tomas suplementarias en 10cc cada una; o reducir dos tomas en 25cc cada una.
- Continuar con la cantidad reducida del suplemento durante unos días.
- Si el niño muestra por su comportamiento que tiene suficiente y si, después de una semana, ha aumentado 125g o más de peso, reducir de nuevo el suplemento en la misma cantidad.
- Si el niño muestra signos de hambre o si no ha aumentado de peso al final de una semana, no reducir el suplemento y continuar con la misma cantidad durante una semana más.
- Si el niño continúa mostrando signos de hambre o todavía no ha aumentado de peso después de otra semana, aumentar de nuevo el suplemento a como estaba antes de la reducción.

Hay varias rutinas para administrar el suplemento y debería animarse a las madres a usar aquella que les sea más conveniente. Muchas prefieren suplementar en alguna toma y en otras no. Un patrón común es amamantar sin suplementos en las primeras horas del día o por la noche cuando se notan los pechos muy llenos y dar el suplemento en las últimas horas del día. Otro patrón común es suplementar alternativamente las tomas. A veces los suplementos continúan siendo necesarios hasta que se comienza la alimentación complementaria.

En resumen, se pueden extraer algunas conclusiones claras e importantes:

1. La relactación es posible y práctica para casi cualquier mujer si está adecuadamente motivada y apoyada (social y profesionalmente).
2. La edad, la paridad, la experiencia de amamantamiento previo y el intervalo de lactancia, son factores menos importantes.
3. En amplios y variados estudios, la mayoría de las mujeres producen leche, comenzando habitualmente alrededor de la primera semana.
4. Aproximadamente la mitad de todas las madres que relactan son capaces de amamantar a sus hijos exclusivamente en un mes.
5. Las madres que relactan a sus propios hijos dan lactancia exclusiva más a menudo que las madres adoptivas.
6. Algunas madres que relactan niños más mayores, deberán dar lactancia mixta durante meses, o incluso realizar las papillas con leche materna y realizar la alimentación complementaria sin necesidad de usar biberones. Es decir, intentarlo merece la pena.

12. BIBLIOGRAFÍA

- J. Aguayo Maldonado, A. Gómez Papí, M.T Hernández Aguilar, J.J Lasarte Velillas, M.J Lozano de la Torre, C.R Pallás Alonso (2008). *Manual de lactancia materna. De la teoría a la práctica.* Editorial Médica Panamericana.
- S. Castán, J.J Tobajas, S. Gotor, M.L Gotor (2013). *Obstetricia para matronas. Guía Práctica. Editorial Médica Panamericana.*
- *Consejería en lactancia materna: curso de capacitación.* 1993 OMS y Unicef.
- Consejería de Salud del Gobierno de La Rioja (2010). *Guía de lactancia materna para profesionales de salud.*
- Entrevista a Suzanne Colson. Crianza biológica: *"El concepto de crianza biológica se apoya en lo innato, la capacidad instintiva genética para amamantar; y lo adquirido, el aporte del ambiente y la cultura".* Marzo 2015.
- *Lactancia Materna. Manual para profesionales.* Grupo de trabajo creado por el Royal College of Midwives del Reino Unido. Edita ACPAM.
- L. Landa Ribera, J.M Paricio Talayero, J.J. Lasarte Velillas, M.T. Hernándeaz Aguilar (2013). *Comunicado de IHAN-España sobre la práctica del colecho y el amamantamiento.* IHAN.
- L. Landa Ribera, M. Díaz-Gómez, A. Gómez Papi, J.M Paricio Talayero, C. Pallás Alonso, M.T Hernández Aguilar (2012). *Revisión: El colecho favorece la práctica*

de la lactancia materna, y no aumenta el riesgo de muerte súbita del lactante. Dormir con los padres. IHAN.

-   J.M Paricio. *Compatibilidad de los medicamentos, plantas y tóxicos con la lactancia: www.e-lactancia.org.*

-   Manual CTO (2013). *Oposiciones para matronas.* CTO editorial.

-   Carlos Gonzalez. Un regalo para toda la vida. Guía de la lactancia materna, 2006.

-   *Monografía de producto LACTANZA hereditum*. Laboratorio Angelini.

-   RELACTACIÓN. Revisión de la experiencia y recomendaciones para la práctica. DEPARTAMENTO DE SALUD Y DESARROLLO DEL NIÑO Y DEL ADOLESCENTE. OMS. 1998.